Rheuma Kochbuch

Leckere Rezepte, die helfen, Entzündungen zu bekämpfen – inklusive einer einfachen Anleitung für einen gesünderen und glücklicheren Alltag

Zenzi Protz

Inhaltsverzeichnis

Einführung in das Rheuma-Kochen

Rheumatismus verstehen

Rheumatismus ist eine komplexe und vielfältige Gruppe von Erkrankungen, die das Immunsystem, die Gelenke und das Bindegewebe betreffen. Um diese Leiden wirklich zu verstehen, muss man die verschiedenen Facetten dieser Beschwerden beleuchten und die Art und Weise erkennen, wie sie das Leben der Betroffenen beeinträchtigen.

Zunächst einmal ist es wichtig zu wissen, dass Rheumatismus keine einzelne Krankheit ist, sondern ein Überbegriff für viele unterschiedliche Krankheitsbilder. Zu den bekanntesten Formen gehören die rheumatoide Arthritis, die Psoriasis-Arthritis und der Morbus Bechterew. Jede dieser Krankheiten hat ihre eigenen spezifischen Symptome und Verläufe, was die Diagnose und Behandlung herausfordernd macht.

Ein charakteristisches Merkmal dieser Erkrankungen ist die chronische Entzündung der Gelenke. Diese Entzündungen führen zu Schmerzen, Schwellungen und Steifheit, die im Laufe der Zeit zu dauerhaften Gelenkschäden führen können. Besonders belastend ist dabei die Tatsache, dass diese Symptome oft in Schüben auftreten, was bedeutet, dass es Phasen mit intensiven Beschwerden und Zeiten relativer Ruhe gibt. Dies macht das Leben mit diesen Beschwerden unvorhersehbar und erschwert die Planung des Alltags.

Die Ursachen rheumatischer Erkrankungen sind vielschichtig und noch nicht vollständig geklärt. Es wird angenommen, dass eine Kombination aus genetischen Faktoren, Umweltfaktoren und dem individuellen Lebensstil eine Rolle spielt. Ein entscheidender Punkt ist dabei das Immunsystem, das bei diesen Leiden fehlgeleitet ist und irrtümlich gesundes Gewebe angreift. Dieser autoimmunologische Prozess führt zu den beschriebenen Entzündungen und Schmerzen.
Der Umgang mit rheumatischen Beschwerden erfordert daher ein tiefes Verständnis für die individuellen Bedürfnisse und Herausforderungen der Betroffenen. Es geht nicht nur darum, die körperlichen Symptome zu lindern, sondern auch die emotionalen und psychischen Belastungen zu erkennen und anzugehen. Hierbei spielt die Ernährung eine entscheidende Rolle, da sie helfen kann, Entzündungen zu reduzieren und das allgemeine Wohlbefinden zu steigern.

Es ist von großer Bedeutung, sich intensiv mit der eigenen Erkrankung auseinanderzusetzen und eine aktive Rolle in der Behandlung zu übernehmen. Informierte Entscheidungen über Lebensstiländerungen, einschließlich der Ernährung, können einen erheblichen Einfluss auf die Lebensqualität haben. Ein ganzheitlicher Ansatz, der medizinische Behandlung, gesunde Ernährung und psychische Unterstützung kombiniert, ist der Schlüssel zu einem erfüllten Leben trotz dieser Beschwerden.

Die Bedeutung der Ernährung bei der Behandlung von Rheumatismus

Die Rolle der Ernährung bei der Bewältigung von entzündlichen Erkrankungen wie rheumatischen Leiden ist von grundlegender Bedeutung. Eine ausgewogene und durchdachte Ernährungsweise kann dabei helfen, die Symptome zu lindern und das allgemeine Wohlbefinden zu verbessern. Ernährung ist nicht nur eine Quelle für Nährstoffe, sondern auch ein Werkzeug zur Modulation des Immunsystems und der Entzündungsprozesse im Körper.

Bestimmte Nahrungsmittel haben entzündungshemmende Eigenschaften, die besonders nützlich sein können. Omega-3-Fettsäuren, die in fettem Fisch wie Lachs und Makrele vorkommen, sind dafür bekannt, Entzündungen zu reduzieren. Auch pflanzliche Quellen wie Leinsamen und Walnüsse sind reich an diesen wertvollen Fettsäuren. Diese Nährstoffe helfen, die Produktion entzündungsfördernder Stoffe im Körper zu verringern und tragen so zur Linderung der Beschwerden bei.

Ein weiterer wichtiger Aspekt ist die Aufnahme von Antioxidantien, die in einer Vielzahl von Früchten und Gemüse enthalten sind. Beeren, grünes Blattgemüse und Zitrusfrüchte sind reich an Vitaminen und sekundären Pflanzenstoffen, die das Immunsystem stärken und Entzündungen entgegenwirken können.
Diese Lebensmittel unterstützen den Körper dabei, freie Radikale zu neutralisieren, die Zellschäden verursachen und Entzündungsprozesse verstärken können.

Es ist ebenso wichtig, bestimmte Nahrungsmittel zu vermeiden, die Entzündungen fördern. Verarbeitete Lebensmittel, die reich an gesättigten Fetten und Zucker sind, können Entzündungsreaktionen im Körper verschlimmern. Auch Alkohol und koffeinhaltige Getränke sollten nur in Maßen konsumiert werden, da sie das Gleichgewicht des Immunsystems beeinträchtigen können.

Neben der Auswahl der richtigen Nahrungsmittel spielt auch der Zeitpunkt und die Häufigkeit der Mahlzeiten eine Rolle. Regelmäßige, ausgewogene Mahlzeiten helfen, den Blutzuckerspiegel stabil zu halten und vermeiden plötzliche Entzündungsschübe, die durch Schwankungen des Blutzuckerspiegels ausgelöst werden können. Ein bewusstes und achtsames Essverhalten trägt dazu bei, den Körper optimal zu versorgen und die Symptome zu kontrollieren.

Indem man sich auf eine entzündungshemmende Ernährungsweise konzentriert, kann man einen bedeutenden Beitrag zur Behandlung und Prävention von rheumatischen Beschwerden leisten. Es erfordert eine bewusste Auseinandersetzung mit den eigenen Essgewohnheiten und eine Bereitschaft, diese langfristig zu verändern. Doch die positiven Auswirkungen auf die Gesundheit und das Wohlbefinden sind es wert.

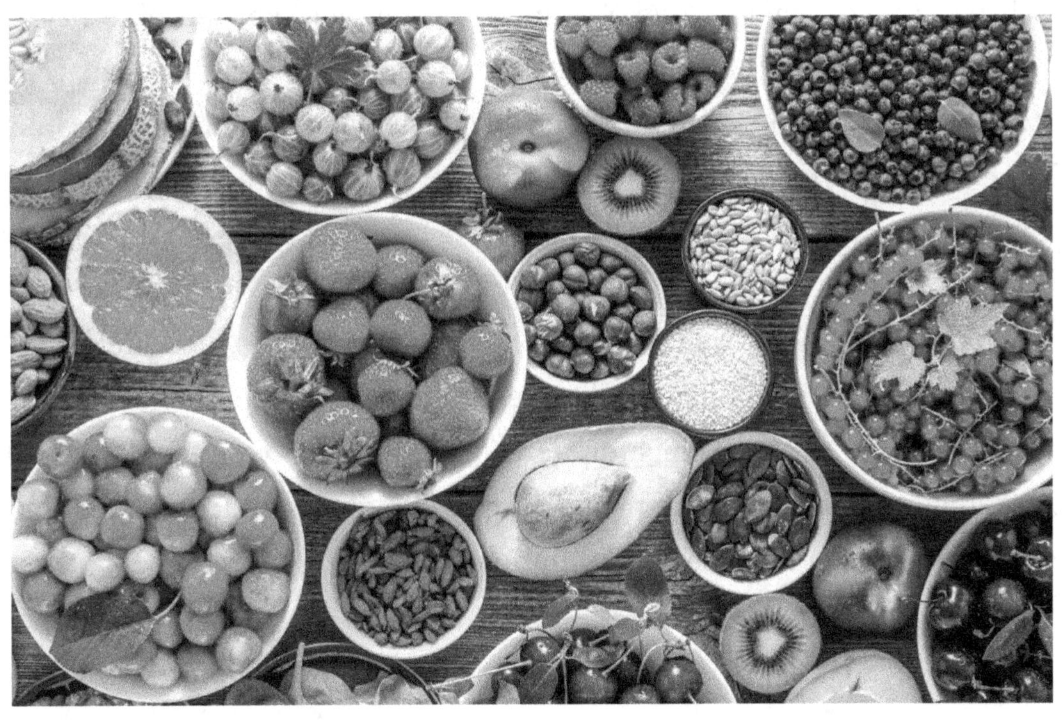

Kapitel 1: Ernährungsrichtlinien

Prinzipien der entzündungshemmenden Ernährung

Eine Ernährung, die darauf abzielt, Entzündungen im Körper zu reduzieren, basiert auf bestimmten Grundsätzen, die auf wissenschaftlichen Erkenntnissen und langjähriger Erfahrung beruhen. Der Schlüssel zu einer solchen Diät liegt in der Auswahl von Lebensmitteln, die entzündungshemmende Eigenschaften besitzen und gleichzeitig jene zu vermeiden, die Entzündungen fördern können.

Das Herzstück einer antientzündlichen Diät sind frische, unverarbeitete Nahrungsmittel. Obst und Gemüse sollten in jeder Mahlzeit reichlich vorhanden sein. Sie liefern nicht nur wichtige Vitamine und Mineralstoffe, sondern auch sekundäre Pflanzenstoffe und Antioxidantien, die den Körper vor oxidativem Stress schützen und die Entzündungsprozesse mildern können. Besonders empfehlenswert sind Beeren, grünes Blattgemüse, Tomaten und Zitrusfrüchte, die eine hohe Konzentration dieser schützenden Substanzen enthalten.

Ein weiterer wichtiger Aspekt ist der Verzehr von gesunden Fetten. Omega-3-Fettsäuren, die in fettem Fisch wie Lachs, Makrele und Sardinen vorkommen, spielen eine herausragende Rolle. Diese Fettsäuren haben die Fähigkeit, Entzündungsmarker im Körper zu reduzieren und die Immunantwort zu regulieren. Auch pflanzliche Quellen wie Leinsamen, Chiasamen und Walnüsse sind reich an diesen wertvollen Nährstoffen und sollten regelmäßig in die Ernährung integriert werden.

Vollkornprodukte sind eine weitere Säule einer entzündungshemmenden Ernährung. Im Gegensatz zu raffinierten Getreideprodukten enthalten sie noch alle Ballaststoffe, Vitamine und Mineralien, die in den äußeren Schichten des Korns stecken. Diese Bestandteile tragen dazu bei, den Blutzuckerspiegel stabil zu halten und Entzündungen zu reduzieren. Quinoa, brauner Reis und Haferflocken sind hier ausgezeichnete Optionen.

Auch der Konsum von Gewürzen und Kräutern darf nicht unterschätzt werden. Kurkuma, Ingwer, Knoblauch und Zimt sind für ihre entzündungshemmenden Eigenschaften bekannt und können die Wirkung einer gesunden Ernährung erheblich verstärken. Diese Gewürze enthalten bioaktive Verbindungen, die Entzündungen bekämpfen und das Immunsystem unterstützen.

Ein wesentlicher Bestandteil einer solchen Ernährungsweise ist zudem der Verzicht auf stark verarbeitete und zuckerreiche Lebensmittel. Diese können Entzündungen fördern und das Gleichgewicht im Körper stören. Besonders industriell verarbeitete Fette, wie sie in Fast Food und Fertiggerichten vorkommen, sind oft reich an Transfettsäuren, die die Entzündungsbereitschaft des Körpers erhöhen können.

Lebensmittel zum Bevorzugen und Vermeiden

Die Wahl der richtigen Lebensmittel spielt eine zentrale Rolle bei der Umsetzung einer entzündungshemmenden Ernährung. Es gibt bestimmte Nahrungsmittel, die besonders förderlich sind, um Entzündungen zu reduzieren, während andere gemieden werden sollten, da sie Entzündungen begünstigen können.

Zu den Lebensmitteln, die bevorzugt werden sollten, gehören frisches Obst und Gemüse. Diese sind reich an Antioxidantien, Vitaminen und Mineralstoffen, die helfen, entzündliche Prozesse im Körper zu bekämpfen. Besonders empfehlenswert sind Beeren, wie Heidelbeeren, Himbeeren und Erdbeeren, da sie eine hohe Konzentration an Anthocyanen enthalten, die starke entzündungshemmende Eigenschaften haben. Grünes Blattgemüse wie Spinat, Grünkohl und Brokkoli sind ebenfalls sehr wertvoll, da sie reich an Vitamin K und Folsäure sind, die das Immunsystem stärken.

Fettreicher Fisch wie Lachs, Makrele und Sardinen sollte regelmäßig auf dem Speiseplan stehen, da er eine ausgezeichnete Quelle für Omega-3-Fettsäuren ist. Diese gesunden Fette haben nachweislich entzündungshemmende Wirkungen und können helfen, die Symptome chronischer Entzündungen zu lindern. Auch pflanzliche Quellen von Omega-3, wie Leinsamen, Chiasamen und Walnüsse, sind eine gute Ergänzung.

Nüsse und Samen sind ebenfalls wertvolle Bestandteile einer antientzündlichen Ernährung. Sie liefern gesunde Fette, Ballaststoffe und Eiweiß. Mandeln, Walnüsse und Kürbiskerne sind besonders empfehlenswert. Vollkornprodukte wie Quinoa, Haferflocken und brauner Reis bieten eine gute Basis für die Ernährung und helfen, den Blutzuckerspiegel stabil zu halten, was wichtig ist, um Entzündungen zu verhindern.

Auf der anderen Seite gibt es Lebensmittel, die vermieden werden sollten, da sie entzündungsfördernd wirken können. Dazu gehören verarbeitete und raffinierte Lebensmittel, die reich an Zucker und Transfetten sind. Beispiele sind Süßigkeiten, Limonaden, Fast Food und Fertigprodukte. Diese Lebensmittel können Entzündungen im Körper verstärken und sollten daher nur in Ausnahmefällen konsumiert werden.

Auch rotes und verarbeitetes Fleisch kann Entzündungen begünstigen. Es enthält gesättigte Fette und bestimmte Verbindungen, die entzündliche Prozesse im Körper fördern können. Stattdessen sollten magere Proteinquellen wie Geflügel, Fisch und pflanzliche Proteine bevorzugt werden.

Zu vermeiden sind außerdem raffinierte Getreideprodukte wie Weißbrot, weißer Reis und normale Pasta. Diese Lebensmittel haben einen hohen glykämischen Index, was zu schnellen Blutzuckerspitzen und damit verbundenen Entzündungen führen kann. Vollkornprodukte sind hier die bessere Wahl, da sie langsamer verdaut werden und den Blutzuckerspiegel stabil halten.

Schließlich sollte der Konsum von Alkohol und koffeinhaltigen Getränken moderat gehalten werden. Während ein gelegentliches Glas Wein in Ordnung sein kann, kann übermäßiger Alkoholkonsum Entzündungen verstärken. Koffein sollte ebenfalls in Maßen genossen werden, da es bei übermäßigem Konsum das Gleichgewicht im Körper stören kann.

Kapitel 2: Frühstück

Entzündungshemmende Smoothies

1. Beeren-Bananen-Smoothie mit Chiasamen

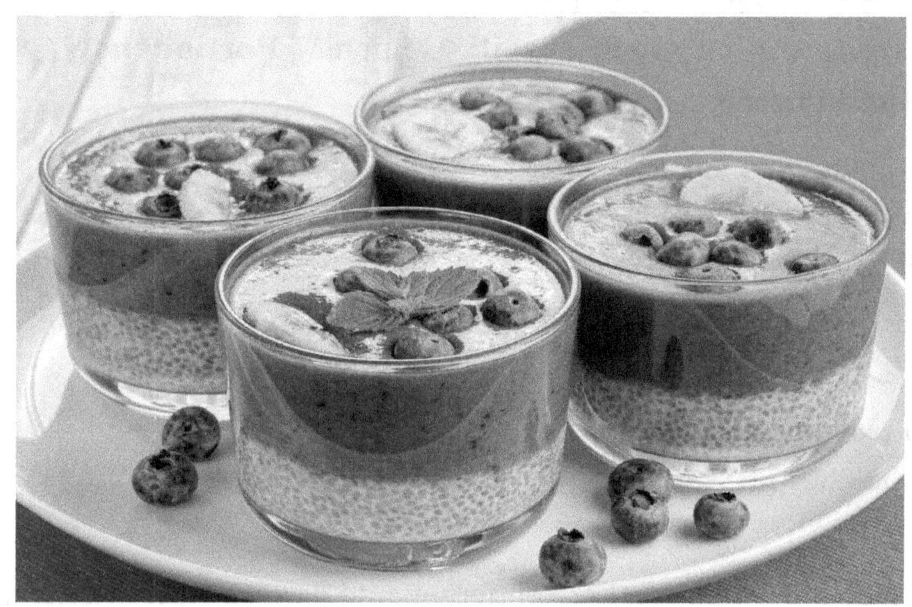

Zubereitungszeit: 10 Minuten | **Kochzeit:** 0 Minuten | **Portionen:** 2

Schwierigkeiten: Einfach

Zutaten:

- 1 Banane
- 150g gemischte Beeren (frisch oder gefroren)
- 2 EL Chiasamen
- 300ml Mandelmilch
- 1 TL Honig
- 1 TL frischer Zitronensaft

Zubereitung:

1. Die Banane schälen und in Stücke schneiden.

2. Beeren, Bananenstücke, Chiasamen, Mandelmilch, Honig und Zitronensaft in einen Mixer geben.

3. Mixen, bis die Mischung glatt und cremig ist.

4. Den Smoothie in Gläser füllen und sofort servieren.

Nährwerte (pro Portion): Kalorien: 180 | Fett: 5g | Kohlenhydrate: 32g | Protein: 4g | Zucker: 19g | Sodium: 50mg

2. Grüner Smoothie mit Spinat und Avocado

Zubereitungszeit: 10 Minuten | **Kochzeit:** 0 Minuten | **Portionen:** 2

Schwierigkeiten: Einfach

Zutaten:

- 1 Avocado
- 100g frischer Spinat
- 1 Apfel
- 1 Kiwi
- 300ml Kokoswasser
- 1 TL Limettensaft

Zubereitung:

1. Die Avocado halbieren, den Kern entfernen und das Fruchtfleisch herauslöffeln.

2. Spinat waschen, Apfel und Kiwi schälen und in Stücke schneiden.

3. Alle Zutaten in den Mixer geben und gut pürieren, bis eine glatte Konsistenz erreicht ist.

4. In Gläser füllen und genießen.

Nährwerte (pro Portion): Kalorien: 200 | Fett: 11g | Kohlenhydrate: 24g | Protein: 3g | Zucker: 14g | Sodium: 60mg

3. Mango-Kurkuma-Smoothie

Zubereitungszeit: 10 Minuten | **Kochzeit:** 0 Minuten | **Portionen:** 2

Schwierigkeiten: Einfach

Zutaten:

- 1 reife Mango
- 1 Karotte
- 1 TL gemahlener Kurkuma
- 1 TL frischer Ingwer, gerieben
- 300ml Orangensaft
- 1 TL Chiasamen

Zubereitung:

1. Mango schälen und das Fruchtfleisch vom Kern lösen.
2. Karotte schälen und in kleine Stücke schneiden.
3. Mango, Karotte, Kurkuma, Ingwer, Orangensaft und Chiasamen in einen Mixer geben und pürieren.
4. Den Smoothie in Gläser füllen und sofort servieren.

Nährwerte (pro Portion): Kalorien: 150 | Fett: 2g | Kohlenhydrate: 32g | Protein: 2g | Zucker: 26g | Sodium: 10mg

4. Himbeer-Kokos-Smoothie

Zubereitungszeit: 10 Minuten | **Kochzeit:** 0 Minuten | **Portionen:** 2

Schwierigkeiten: Einfach

Zutaten:

- 150g Himbeeren
- 1 Banane
- 200ml Kokosmilch
- 1 TL Kokosöl
- 1 EL Leinsamen
- 1 TL Ahornsirup

Zubereitung:

1. Himbeeren waschen und Banane schälen.
2. Alle Zutaten in den Mixer geben und gut vermischen, bis die Konsistenz glatt ist.
3. In Gläser füllen und servieren.

Nährwerte (pro Portion): Kalorien: 220 | Fett: 12g | Kohlenhydrate: 26g | Protein: 3g | Zucker: 18g | Sodium: 15mg

5. Erdbeer-Basilikum-Smoothie

Zubereitungszeit: 10 Minuten | **Kochzeit:** 0 Minuten | **Portionen:** 2

Schwierigkeiten: Einfach

Zutaten:

- 200g Erdbeeren
- 1 Banane
- 1 Handvoll frisches Basilikum
- 200ml Mandelmilch
- 1 TL Honig
- 1 TL Zitronensaft

Zubereitung:

1. Erdbeeren waschen und Banane schälen.
2. Basilikumblätter abzupfen und zusammen mit den anderen Zutaten in den Mixer geben.
3. Gut pürieren und in Gläser füllen.

Nährwerte (pro Portion): Kalorien: 170 | Fett: 4g | Kohlenhydrate: 34g | Protein: 3g | Zucker: 22g | Sodium: 40mg

6. Blaubeer-Ingwer-Smoothie

Zubereitungszeit: 10 Minuten | **Kochzeit:** 0 Minuten | **Portionen:** 2

Schwierigkeiten: Einfach

Zutaten:

- 150g Blaubeeren
- 1 Birne
- 1 TL frischer Ingwer, gerieben
- 200ml Joghurt
- 100ml Wasser
- 1 TL Honig

Zubereitung:

1. Blaubeeren und Birne waschen, Birne entkernen und in Stücke schneiden.
2. Alle Zutaten in den Mixer geben und glatt pürieren.
3. In Gläser füllen und servieren.

Nährwerte (pro Portion): Kalorien: 160 | Fett: 3g | Kohlenhydrate: 30g | Protein: 4g | Zucker: 20g | Sodium: 50mg

7. Pfirsich-Mandel-Smoothie

Zubereitungszeit: 10 Minuten | **Kochzeit:** 0 Minuten | **Portionen:** 2

Schwierigkeiten: Einfach

Zutaten:

- 2 reife Pfirsiche
- 1 Banane
- 200ml Mandelmilch
- 1 TL Mandelmus
- 1 TL Ahornsirup

Zubereitung:

1. Pfirsiche waschen, entsteinen und in Stücke schneiden.
2. Banane schälen und zusammen mit den anderen Zutaten in den Mixer geben.
3. Gut pürieren und in Gläser füllen.

Nährwerte (pro Portion): Kalorien: 190 | Fett: 5g | Kohlenhydrate: 34g | Protein: 3g | Zucker: 22g | Sodium: 35mg

8. Apfel-Zimt-Smoothie

Zubereitungszeit: 10 Minuten | **Kochzeit:** 0 Minuten | **Portionen:** 2

Schwierigkeiten: Einfach

Zutaten:

- 2 Äpfel
- 1 Banane
- 1 TL Zimt
- 200ml Mandelmilch
- 1 EL Haferflocken

Zubereitung:

1. Äpfel waschen, entkernen und in Stücke schneiden.
2. Banane schälen und mit den anderen Zutaten in den Mixer geben.
3. Gut vermischen, bis eine cremige Konsistenz erreicht ist.
4. In Gläser füllen und sofort servieren.

Nährwerte (pro Portion): Kalorien: 180 | Fett: 3g | Kohlenhydrate: 38g | Protein: 3g | Zucker: 23g | Sodium: 20mg

9. Ananas-Kurkuma-Smoothie

Zubereitungszeit: 10 Minuten | **Kochzeit:** 0 Minuten | **Portionen:** 2

Schwierigkeiten: Einfach

Zutaten:

- 150g Ananasstücke (frisch oder gefroren)
- 1 Orange
- 1 TL gemahlener Kurkuma
- 1 TL frischer Ingwer, gerieben
- 200ml Kokoswasser

Zubereitung:

1. Ananasstücke, Orangensaft, Kurkuma, Ingwer und Kokoswasser in den Mixer geben.
2. Alles gut pürieren, bis eine glatte Mischung entsteht.
3. In Gläser füllen und genießen.

10. Rote-Bete-Smoothie mit Apfel und Ingwer

Zubereitungszeit: 10 Minuten | **Kochzeit:** 0 Minuten | **Portionen:** 2

Schwierigkeiten: Einfach

Zutaten:

- 1 kleine Rote Bete, geschält und gewürfelt
- 1 Apfel, entkernt und geschnitten
- 1 Karotte, geschält und in Stücke geschnitten
- 1 TL frischer Ingwer, gerieben
- 300ml Wasser
- 1 TL Zitronensaft

Zubereitung:

1. Rote Bete, Apfel, Karotte, Ingwer, Wasser und Zitronensaft in den Mixer geben.
2. Alles gut pürieren, bis die Mischung glatt ist.
3. In Gläser füllen und sofort servieren.

Nährwerte (pro Portion): Kalorien: 120 | Fett: 0.5g | Kohlenhydrate: 28g | Protein: 2g | Zucker: 20g | Sodium: 60mg

Nährstoffreiches Porridge

11.   Apfel-Zimt-Porridge

Zubereitungszeit: 5 Minuten | **Kochzeit:** 10 Minuten | **Portionen:** 2

Schwierigkeiten: Einfach

Zutaten:

- 100g Haferflocken
- 300ml Mandelmilch
- 1 Apfel, gewürfelt
- 1 TL Zimt
- 1 EL Ahornsirup
- 1 EL Chiasamen

Zubereitung:

1. Haferflocken und Mandelmilch in einem Topf zum Kochen bringen.
2. Apfelwürfel und Zimt hinzufügen, unter gelegentlichem Rühren etwa 5-7 Minuten köcheln lassen, bis die Haferflocken weich sind.
3. Ahornsirup und Chiasamen unterrühren.
4. In Schalen füllen und genießen.

Nährwerte (pro Portion): Kalorien: 250 | Fett: 6g | Kohlenhydrate: 45g | Protein: 6g | Zucker: 12g | Sodium: 80mg

12.   Heidelbeer-Mandel-Porridge

Zubereitungszeit: 5 Minuten | **Kochzeit:** 10 Minuten | **Portionen:** 2

Schwierigkeiten: Einfach

Zutaten:

- 100g Haferflocken
- 300ml Hafermilch
- 100g frische Heidelbeeren
- 1 EL Mandelmus
- 1 TL Vanilleextrakt
- 1 EL Leinsamen

Zubereitung:

1. Haferflocken und Hafermilch in einem Topf erhitzen und zum Köcheln bringen.
2. Heidelbeeren, Mandelmus und Vanilleextrakt hinzufügen, gut umrühren.
3. Etwa 5-7 Minuten köcheln lassen, bis die Haferflocken die Flüssigkeit aufgenommen haben.
4. Leinsamen unterrühren, in Schalen füllen und servieren.

Nährwerte (pro Portion): Kalorien: 270 | Fett: 8g | Kohlenhydrate: 45g | Protein: 7g | Zucker: 10g | Sodium: 50mg

13. Birnen-Walnuss-Porridge

Zubereitungszeit: 5 Minuten | **Kochzeit:** 10 Minuten | **Portionen:** 2
Schwierigkeiten: Einfach
Zutaten:

- 100g Haferflocken
- 300ml Sojamilch
- 1 reife Birne, gewürfelt
- 1 EL gehackte Walnüsse
- 1 TL Ahornsirup
- 1 Prise Muskatnuss

Zubereitung:

1. Haferflocken und Sojamilch in einem Topf erhitzen und leicht köcheln lassen.
2. Birnenwürfel, gehackte Walnüsse und Muskatnuss hinzufügen, gut umrühren.
3. Etwa 5-7 Minuten köcheln lassen, bis die Haferflocken weich sind.
4. Ahornsirup einrühren, in Schalen füllen und servieren.

Nährwerte (pro Portion): Kalorien: 260 | Fett: 7g | Kohlenhydrate: 44g | Protein: 6g | Zucker: 12g | Sodium: 40mg

14. Schoko-Bananen-Porridge

Zubereitungszeit: 5 Minuten | **Kochzeit:** 10 Minuten | **Portionen:** 2

Schwierigkeiten: Einfach

Zutaten:

- 100g Haferflocken
- 300ml Kokosmilch
- 1 Banane, in Scheiben
- 1 EL Kakaopulver
- 1 EL Chiasamen
- 1 TL Ahornsirup

Zubereitung:

1. Haferflocken und Kokosmilch in einem Topf erhitzen und zum Köcheln bringen.
2. Bananenscheiben, Kakaopulver und Chiasamen hinzufügen, gut umrühren.
3. Etwa 5-7 Minuten köcheln lassen, bis die Haferflocken weich sind.
4. Ahornsirup einrühren, in Schalen füllen und servieren.

Nährwerte (pro Portion): Kalorien: 290 | Fett: 10g | Kohlenhydrate: 48g | Protein: 6g | Zucker: 15g | Sodium: 40mg

15. Mango-Kurkuma-Porridge

Zubereitungszeit: 5 Minuten | **Kochzeit:** 10 Minuten | **Portionen:** 2

Schwierigkeiten: Einfach

Zutaten:

- 100g Haferflocken
- 300ml Reismilch
- 1 reife Mango, gewürfelt
- 1 TL Kurkuma
- 1 EL Kokosraspeln
- 1 TL Agavensirup

Zubereitung:

1. Haferflocken und Reismilch in einem Topf erhitzen und leicht köcheln lassen.
2. Mangowürfel, Kurkuma und Kokosraspeln hinzufügen, gut umrühren.

3. Etwa 5-7 Minuten köcheln lassen, bis die Haferflocken weich sind.

4. Agavensirup einrühren, in Schalen füllen und servieren.

Nährwerte (pro Portion): Kalorien: 280 | Fett: 7g | Kohlenhydrate: 50g | Protein: 5g | Zucker: 20g | Sodium: 35mg

16. Nuss-Porridge mit Feigen

Zubereitungszeit: 5 Minuten | **Kochzeit:** 10 Minuten | **Portionen:** 2

Schwierigkeiten: Einfach

Zutaten:

- 100g Haferflocken
- 300ml Mandelmilch
- 2 frische Feigen, gewürfelt
- 1 EL gehackte Mandeln
- 1 EL Leinsamen
- 1 TL Zimt

Zubereitung:

1. Haferflocken und Mandelmilch in einem Topf erhitzen und leicht köcheln lassen.

2. Feigenwürfel, gehackte Mandeln und Zimt hinzufügen, gut umrühren.

3. Etwa 5-7 Minuten köcheln lassen, bis die Haferflocken weich sind.

4. Leinsamen unterrühren, in Schalen füllen und servieren.

Nährwerte (pro Portion): Kalorien: 270 | Fett: 8g | Kohlenhydrate: 45g | Protein: 6g | Zucker: 15g | Sodium: 30mg

17. Orangen-Mandel-Porridge

Zubereitungszeit: 5 Minuten | **Kochzeit:** 10 Minuten | **Portionen:** 2

Schwierigkeiten: Einfach

Zutaten:

- 100g Haferflocken
- 300ml Mandelmilch
- 1 Orange, geschält und gewürfelt
- 1 EL Mandelmus

- 1 TL Ahornsirup
- 1 Prise Zimt

Zubereitung:

1. Haferflocken und Mandelmilch in einem Topf erhitzen und leicht köcheln lassen.
2. Orangenstücke, Mandelmus und Zimt hinzufügen, gut umrühren.
3. Etwa 5-7 Minuten köcheln lassen, bis die Haferflocken weich sind.
4. Ahornsirup einrühren, in Schalen füllen und servieren.

Nährwerte (pro Portion): Kalorien: 260 | Fett: 8g | Kohlenhydrate: 44g | Protein: 6g | Zucker: 14g | Sodium: 35mg

18. Erdbeer-Chia-Porridge

Zubereitungszeit: 5 Minuten | **Kochzeit:** 10 Minuten | **Portionen:** 2

Schwierigkeiten: Einfach

Zutaten:

- 100g Haferflocken
- 300ml Sojamilch
- 100g Erdbeeren, gewürfelt
- 1 EL Chiasamen
- 1 TL Vanilleextrakt
- 1 TL Agavensirup

Zubereitung:

1. Haferflocken und Sojamilch in einem Topf erhitzen und leicht köcheln lassen.
2. Erdbeeren, Chiasamen und Vanilleextrakt hinzufügen, gut umrühren.
3. Etwa 5-7 Minuten köcheln lassen, bis die Haferflocken weich sind.
4. Agavensirup einrühren, in Schalen füllen und servieren.

Nährwerte (pro Portion): Kalorien: 250 | Fett: 6g | Kohlenhydrate: 44g | Protein: 6g | Zucker: 12g | Sodium: 40mg

19. Himbeer-Kokos-Porridge

Zubereitungszeit: 5 Minuten | **Kochzeit:** 10 Minuten | **Portionen:** 2

Schwierigkeiten: Einfach

Zutaten:

- 100g Haferflocken
- 300ml Kokosmilch
- 100g Himbeeren
- 1 EL Kokosraspeln
- 1 TL Honig
- 1 TL Zitronensaft

Zubereitung:

1. Haferflocken und Kokosmilch in einem Topf erhitzen und leicht köcheln lassen.
2. Himbeeren, Kokosraspeln und Zitronensaft hinzufügen, gut umrühren.
3. Etwa 5-7 Minuten köcheln lassen, bis die Haferflocken weich sind.
4. Honig einrühren, in Schalen füllen und servieren.

Nährwerte (pro Portion): Kalorien: 270 | Fett: 10g | Kohlenhydrate: 44g | Protein: 5g | Zucker: 15g | Sodium: 30mg

20. Kürbis-Gewürz-Porridge

Zubereitungszeit: 5 Minuten | **Kochzeit:** 10 Minuten | **Portionen:** 2

Schwierigkeiten: Einfach

Zutaten:

- 100g Haferflocken
- 300ml Mandelmilch
- 100g Kürbispüree
- 1 TL Zimt
- 1 Prise Muskatnuss
- 1 TL Ahornsirup

Zubereitung:

1. Haferflocken und Mandelmilch in einem Topf erhitzen und leicht köcheln lassen.
2. Kürbispüree, Zimt und Muskatnuss hinzufügen, gut umrühren.
3. Etwa 5-7 Minuten köcheln lassen, bis die Haferflocken weich sind.
4. Ahornsirup einrühren, in Schalen füllen und servieren.

Nährwerte (pro Portion): Kalorien: 260 | Fett: 6g | Kohlenhydrate: 45g | Protein: 5g | Zucker: 10g | Sodium: 30mg

Nährstoffreiche Salate

21. Quinoa-Spinat-Salat mit Avocado

Zubereitungszeit: 15 Minuten | **Kochzeit:** 20 Minuten | **Portionen:** 2

Schwierigkeiten: Einfach

Zutaten:

- 100g Quinoa
- 200ml Wasser
- 100g frischer Spinat
- 1 Avocado, gewürfelt
- 1 kleine rote Zwiebel, fein gehackt
- 10 Kirschtomaten, halbiert
- 1 EL Olivenöl
- 1 TL Zitronensaft
- Salz und Pfeffer nach Geschmack

Zubereitung:

1. Quinoa unter fließendem Wasser abspülen. In einem Topf mit Wasser zum Kochen bringen, dann Hitze reduzieren und 15 Minuten köcheln lassen, bis das Wasser absorbiert ist. Abkühlen lassen.
2. Spinat waschen und in eine große Schüssel geben.
3. Avocado, Zwiebel und Kirschtomaten zum Spinat hinzufügen.
4. Gekühlte Quinoa hinzufügen und alles gut vermengen.
5. Mit Olivenöl, Zitronensaft, Salz und Pfeffer abschmecken.

Nährwerte (pro Portion): Kalorien: 350 | Fett: 20g | Kohlenhydrate: 35g | Protein: 7g | Zucker: 4g | Sodium: 200mg

22. Linsensalat mit Rote Bete und Feta

Zubereitungszeit: 15 Minuten | **Kochzeit:** 20 Minuten | **Portionen:** 2

Schwierigkeiten: Einfach

Zutaten:

- 150g grüne Linsen
- 300ml Wasser
- 2 kleine rote Bete, gekocht und gewürfelt
- 50g Feta, zerbröckelt
- 1 kleine rote Zwiebel, fein gehackt
- 2 EL Apfelessig
- 1 EL Olivenöl
- Salz und Pfeffer nach Geschmack

Zubereitung:

1. Linsen unter fließendem Wasser abspülen und in einem Topf mit Wasser zum Kochen bringen. Etwa 20 Minuten köcheln lassen, bis sie weich sind. Abkühlen lassen.
2. Rote Bete, Feta und Zwiebel in eine große Schüssel geben.
3. Gekühlte Linsen hinzufügen und gut vermengen.
4. Mit Apfelessig, Olivenöl, Salz und Pfeffer abschmecken.

Nährwerte (pro Portion): Kalorien: 300 | Fett: 10g | Kohlenhydrate: 40g | Protein: 12g | Zucker: 6g | Sodium: 300mg

23. Kichererbsen-Salat mit Gurke und Minze

Zubereitungszeit: 10 Minuten | **Kochzeit:** 0 Minuten | **Portionen:** 2

Schwierigkeiten: Einfach

Zutaten:

- 1 Dose Kichererbsen (240g), abgetropft und gespült
- 1 Gurke, gewürfelt
- 10 Kirschtomaten, halbiert
- 1 kleine rote Zwiebel, fein gehackt
- 1 Handvoll frische Minzblätter, gehackt
- 1 EL Olivenöl

- 1 TL Zitronensaft
- Salz und Pfeffer nach Geschmack

Zubereitung:

1. Kichererbsen, Gurke, Kirschtomaten, Zwiebel und Minze in eine große Schüssel geben.
2. Mit Olivenöl, Zitronensaft, Salz und Pfeffer abschmecken.
3. Gut vermengen und servieren.

Nährwerte (pro Portion): Kalorien: 250 | Fett: 8g | Kohlenhydrate: 35g | Protein: 10g | Zucker: 5g | Sodium: 250mg

24. Brokkoli-Mandel-Salat

Zubereitungszeit: 10 Minuten | **Kochzeit:** 5 Minuten | **Portionen:** 2

Schwierigkeiten: Einfach

Zutaten:

- 200g Brokkoli, in Röschen geteilt
- 1 kleine rote Zwiebel, fein gehackt
- 1 Karotte, geraspelt
- 30g gehobelte Mandeln
- 1 EL Sesamöl
- 1 EL Reisessig
- 1 TL Honig
- Salz und Pfeffer nach Geschmack

Zubereitung:

1. Brokkoli in kochendem Wasser 3-4 Minuten blanchieren, dann abtropfen lassen und abkühlen lassen.
2. Zwiebel, Karotte und Mandeln in eine große Schüssel geben.
3. Brokkoli hinzufügen und gut vermengen.
4. Mit Sesamöl, Reisessig, Honig, Salz und Pfeffer abschmecken.

Nährwerte (pro Portion): Kalorien: 200 | Fett: 12g | Kohlenhydrate: 20g | Protein: 6g | Zucker: 8g | Sodium: 150mg

25. Spinat-Erdbeer-Salat mit Walnüssen

Zubereitungszeit: 10 Minuten | **Kochzeit:** 0 Minuten | **Portionen:** 2

Schwierigkeiten: Einfach

Zutaten:

- 100g frischer Spinat
- 100g Erdbeeren, geviertelt
- 30g Walnüsse, gehackt
- 50g Feta, zerbröckelt
- 1 EL Balsamico-Essig
- 1 EL Olivenöl
- Salz und Pfeffer nach Geschmack

Zubereitung:

1. Spinat, Erdbeeren, Walnüsse und Feta in eine große Schüssel geben.
2. Mit Balsamico-Essig, Olivenöl, Salz und Pfeffer abschmecken.
3. Gut vermengen und servieren.

Nährwerte (pro Portion): Kalorien: 220 | Fett: 15g | Kohlenhydrate: 15g | Protein: 7g | Zucker: 8g | Sodium: 200mg

26. Rucola-Salat mit Quinoa und Granatapfel

Zubereitungszeit: 15 Minuten | **Kochzeit:** 20 Minuten | **Portionen:** 2

Schwierigkeiten: Einfach

Zutaten:

- 100g Quinoa
- 200ml Wasser
- 50g Rucola
- 1 Granatapfel, entkernt
- 1 kleine rote Zwiebel, fein gehackt
- 1 EL Olivenöl
- 1 TL Zitronensaft
- Salz und Pfeffer nach Geschmack

Zubereitung:

1. Quinoa unter fließendem Wasser abspülen und in einem Topf mit Wasser zum Kochen bringen. Etwa 15 Minuten köcheln lassen, bis das Wasser absorbiert ist. Abkühlen lassen.
2. Rucola, Granatapfelkerne und Zwiebel in eine große Schüssel geben.
3. Gekühlte Quinoa hinzufügen und gut vermengen.
4. Mit Olivenöl, Zitronensaft, Salz und Pfeffer abschmecken.

Nährwerte (pro Portion): Kalorien: 300 | Fett: 10g | Kohlenhydrate: 40g | Protein: 7g | Zucker: 8g | Sodium: 150mg

27. Kichererbsen-Avocado-Salat

Zubereitungszeit: 10 Minuten | **Kochzeit:** 0 Minuten | **Portionen:** 2
Schwierigkeiten: Einfach
Zutaten:

- 1 Dose Kichererbsen (240g), abgetropft und gespült
- 1 Avocado, gewürfelt
- 1 Gurke, gewürfelt
- 1 kleine rote Zwiebel, fein gehackt
- 10 Kirschtomaten, halbiert
- 1 EL Olivenöl
- 1 TL Zitronensaft
- Salz und Pfeffer nach Geschmack

Zubereitung:

1. Kichererbsen, Avocado, Gurke, Zwiebel und Kirschtomaten in eine große Schüssel geben.
2. Mit Olivenöl, Zitronensaft, Salz und Pfeffer abschmecken.
3. Gut vermengen und servieren.

Nährwerte (pro Portion): Kalorien: 350 | Fett: 20g | Kohlenhydrate: 35g | Protein: 10g | Zucker: 5g | Sodium: 250mg

28. Tomaten-Basilikum-Salat mit Mozzarella

Zubereitungszeit: 10 Minuten | **Kochzeit:** 0 Minuten | **Portionen:** 2

Schwierigkeiten: Einfach

Zutaten:

- 4 große Tomaten, in Scheiben
- 125g Mozzarella, in Scheiben
- 1 Handvoll frische Basilikumblätter
- 1 EL Olivenöl
- 1 EL Balsamico-Essig
- Salz und Pfeffer nach Geschmack

Zubereitung:

1. Tomaten und Mozzarella in eine große Schüssel oder auf einen Teller legen.
2. Basilikumblätter darüber verteilen.
3. Mit Olivenöl, Balsamico-Essig, Salz und Pfeffer abschmecken.
4. Sofort servieren.

Nährwerte (pro Portion): Kalorien: 250 | Fett: 18g | Kohlenhydrate: 10g | Protein: 12g | Zucker: 6g | Sodium: 200mg

29. Gurken-Dill-Salat mit Joghurt-Dressing

Zubereitungszeit: 10 Minuten | **Kochzeit:** 0 Minuten | **Portionen:** 2

Schwierigkeiten: Einfach

Zutaten:

- 1 große Gurke, in Scheiben
- 1 kleine rote Zwiebel, fein gehackt
- 2 EL griechischer Joghurt
- 1 EL Apfelessig
- 1 TL Honig
- 1 TL frischer Dill, gehackt
- Salz und Pfeffer nach Geschmack

Zubereitung:

1. Gurke und Zwiebel in eine große Schüssel geben.
2. Joghurt, Apfelessig, Honig, Dill, Salz und Pfeffer in einer kleinen Schüssel verrühren.
3. Das Dressing über die Gurkenmischung gießen und gut vermengen.
4. Sofort servieren.

Nährwerte (pro Portion): Kalorien: 120 | Fett: 4g | Kohlenhydrate: 18g | Protein: 4g | Zucker: 10g | Sodium: 150mg

30. Rote-Bete-Salat mit Ziegenkäse und Walnüssen

Zubereitungszeit: 15 Minuten | **Kochzeit:** 20 Minuten | **Portionen:** 2

Schwierigkeiten: Einfach

Zutaten:

- 2 mittelgroße rote Bete, gekocht und gewürfelt
- 50g Ziegenkäse, zerbröckelt
- 30g Walnüsse, gehackt
- 1 kleine rote Zwiebel, fein gehackt
- 1 EL Balsamico-Essig
- 1 EL Olivenöl
- Salz und Pfeffer nach Geschmack

Zubereitung:

1. Rote Bete, Ziegenkäse, Walnüsse und Zwiebel in eine große Schüssel geben.
2. Mit Balsamico-Essig, Olivenöl, Salz und Pfeffer abschmecken.
3. Gut vermengen und servieren.

Nährwerte (pro Portion): Kalorien: 280 | Fett: 18g | Kohlenhydrate: 22g | Protein: 8g | Zucker: 10g | Sodium: 200mg

Suppen und Eintöpfe

31. Kürbis-Ingwer-Suppe

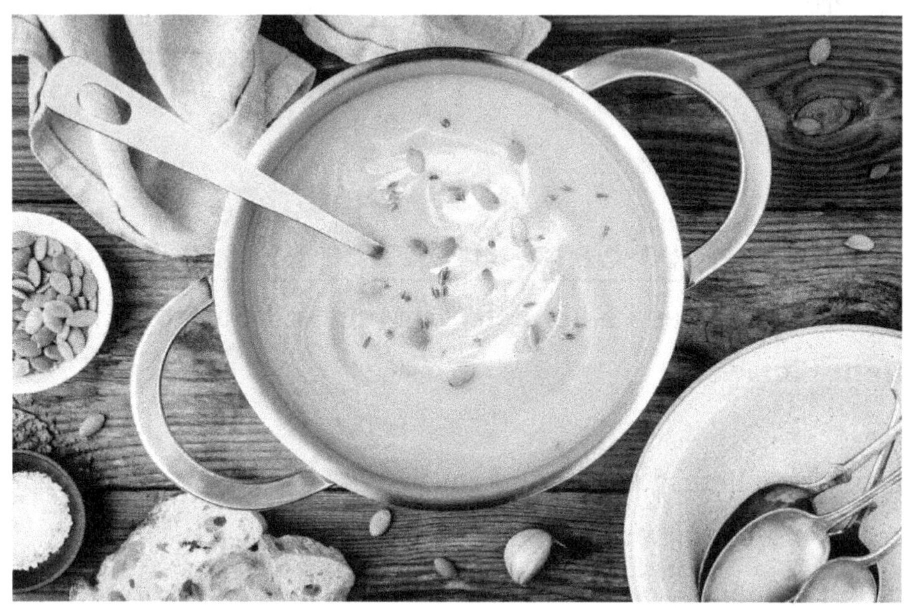

Zubereitungszeit: 10 Minuten | **Kochzeit:** 25 Minuten | **Portionen:** 2

Schwierigkeiten: Einfach

Zutaten:

- 400g Kürbis, geschält und gewürfelt
- 1 kleine Zwiebel, gehackt
- 1 TL frischer Ingwer, gerieben
- 500ml Gemüsebrühe
- 100ml Kokosmilch
- 1 TL Kurkuma
- Salz und Pfeffer nach Geschmack

Zubereitung:

1. Kürbiswürfel, Zwiebel und Ingwer in einem Topf mit Gemüsebrühe zum Kochen bringen.
2. Hitze reduzieren und etwa 20 Minuten köcheln lassen, bis der Kürbis weich ist.
3. Kokosmilch und Kurkuma hinzufügen, gut umrühren.
4. Mit einem Stabmixer pürieren, bis die Suppe glatt ist.

5. Mit Salz und Pfeffer abschmecken und servieren.

Nährwerte (pro Portion): Kalorien: 250 | Fett: 12g | Kohlenhydrate: 30g | Protein: 4g | Zucker: 8g | Sodium: 600mg

32. Tomaten-Basilikum-Suppe

Zubereitungszeit: 10 Minuten | **Kochzeit:** 30 Minuten | **Portionen:** 2

Schwierigkeiten: Einfach

Zutaten:

- 500g reife Tomaten, gehackt
- 1 kleine Zwiebel, gehackt
- 2 Knoblauchzehen, gehackt
- 500ml Gemüsebrühe
- 1 Handvoll frisches Basilikum
- 1 EL Olivenöl
- Salz und Pfeffer nach Geschmack

Zubereitung:

1. Zwiebel und Knoblauch in einem Topf mit Olivenöl bei mittlerer Hitze anschwitzen.
2. Gehackte Tomaten und Gemüsebrühe hinzufügen und zum Kochen bringen.
3. Hitze reduzieren und 20 Minuten köcheln lassen.
4. Basilikum hinzufügen und die Suppe mit einem Stabmixer pürieren.
5. Mit Salz und Pfeffer abschmecken und servieren.

Nährwerte (pro Portion): Kalorien: 200 | Fett: 8g | Kohlenhydrate: 25g | Protein: 4g | Zucker: 15g | Sodium: 700mg

33. Süßkartoffel-Linsen-Eintopf

Zubereitungszeit: 10 Minuten | **Kochzeit:** 30 Minuten | **Portionen:** 2

Schwierigkeiten: Einfach

Zutaten:

- 1 große Süßkartoffel, gewürfelt
- 100g rote Linsen
- 1 kleine Zwiebel, gehackt
- 1 Karotte, gewürfelt
- 500ml Gemüsebrühe
- 1 TL Kreuzkümmel
- 1 TL Paprikapulver
- Salz und Pfeffer nach Geschmack

Zubereitung:

1. Zwiebel und Karotte in einem Topf bei mittlerer Hitze anschwitzen.
2. Süßkartoffelwürfel, Linsen und Gemüsebrühe hinzufügen und zum Kochen bringen.
3. Hitze reduzieren und 25 Minuten köcheln lassen, bis die Linsen und die Süßkartoffel weich sind.
4. Kreuzkümmel und Paprikapulver hinzufügen, gut umrühren.
5. Mit Salz und Pfeffer abschmecken und servieren.

Nährwerte (pro Portion): Kalorien: 300 | Fett: 4g | Kohlenhydrate: 55g | Protein: 12g | Zucker: 12g | Sodium: 600mg

34. Karotten-Ingwer-Suppe

Zubereitungszeit: 10 Minuten | **Kochzeit:** 25 Minuten | **Portionen:** 2

Schwierigkeiten: Einfach

Zutaten:

- 4 große Karotten, geschält und gewürfelt
- 1 kleine Zwiebel, gehackt
- 1 TL frischer Ingwer, gerieben
- 500ml Gemüsebrühe
- 1 TL Kurkuma

- Salz und Pfeffer nach Geschmack

Zubereitung:

1. Karottenwürfel, Zwiebel und Ingwer in einem Topf mit Gemüsebrühe zum Kochen bringen.
2. Hitze reduzieren und etwa 20 Minuten köcheln lassen, bis die Karotten weich sind.
3. Kurkuma hinzufügen und die Suppe mit einem Stabmixer pürieren.
4. Mit Salz und Pfeffer abschmecken und servieren.

Nährwerte (pro Portion): Kalorien: 180 | Fett: 2g | Kohlenhydrate: 35g | Protein: 4g | Zucker: 14g | Sodium: 500mg

35. Brokkoli-Mandel-Suppe

Zubereitungszeit: 10 Minuten | **Kochzeit:** 20 Minuten | **Portionen:** 2

Schwierigkeiten: Einfach

Zutaten:

- 300g Brokkoli, in Röschen geteilt
- 1 kleine Zwiebel, gehackt
- 500ml Gemüsebrühe
- 50g Mandeln, gehackt
- 100ml Mandelmilch
- Salz und Pfeffer nach Geschmack

Zubereitung:

1. Zwiebel in einem Topf bei mittlerer Hitze anschwitzen.
2. Brokkoliröschen und Gemüsebrühe hinzufügen und zum Kochen bringen.
3. Hitze reduzieren und etwa 15 Minuten köcheln lassen, bis der Brokkoli weich ist.
4. Mandeln und Mandelmilch hinzufügen und die Suppe mit einem Stabmixer pürieren.
5. Mit Salz und Pfeffer abschmecken und servieren.

Nährwerte (pro Portion): Kalorien: 220 | Fett: 12g | Kohlenhydrate: 20g | Protein: 8g | Zucker: 5g | Sodium: 400mg

36. Zucchini-Basilikum-Suppe

Zubereitungszeit: 10 Minuten | **Kochzeit:** 20 Minuten | **Portionen:** 2

Schwierigkeiten: Einfach

Zutaten:

- 2 große Zucchini, gewürfelt
- 1 kleine Zwiebel, gehackt
- 2 Knoblauchzehen, gehackt
- 500ml Gemüsebrühe
- 1 Handvoll frisches Basilikum
- 1 EL Olivenöl
- Salz und Pfeffer nach Geschmack

Zubereitung:

1. Zwiebel und Knoblauch in einem Topf mit Olivenöl bei mittlerer Hitze anschwitzen.
2. Zucchini und Gemüsebrühe hinzufügen und zum Kochen bringen.
3. Hitze reduzieren und etwa 15 Minuten köcheln lassen, bis die Zucchini weich ist.
4. Basilikum hinzufügen und die Suppe mit einem Stabmixer pürieren.
5. Mit Salz und Pfeffer abschmecken und servieren.

Nährwerte (pro Portion): Kalorien: 180 | Fett: 7g | Kohlenhydrate: 22g | Protein: 4g | Zucker: 10g | Sodium: 500mg

37. Rote-Linsen-Suppe mit Kokosmilch

Zubereitungszeit: 10 Minuten | **Kochzeit:** 25 Minuten | **Portionen:** 2

Schwierigkeiten: Einfach

Zutaten:

- 150g rote Linsen
- 1 kleine Zwiebel, gehackt
- 1 Karotte, gewürfelt
- 1 TL frischer Ingwer, gerieben
- 500ml Gemüsebrühe
- 100ml Kokosmilch
- 1 TL Kreuzkümmel

- Salz und Pfeffer nach Geschmack

Zubereitung:

1. Zwiebel, Karotte und Ingwer in einem Topf bei mittlerer Hitze anschwitzen.
2. Rote Linsen und Gemüsebrühe hinzufügen und zum Kochen bringen.
3. Hitze reduzieren und etwa 20 Minuten köcheln lassen, bis die Linsen weich sind.
4. Kokosmilch und Kreuzkümmel hinzufügen, gut umrühren.
5. Mit Salz und Pfeffer abschmecken und servieren.

Nährwerte (pro Portion): Kalorien: 320 | Fett: 10g | Kohlenhydrate: 45g | Protein: 14g | Zucker: 8g | Sodium: 600mg

38. Spinat-Kartoffel-Suppe

Zubereitungszeit: 10 Minuten | **Kochzeit:** 25 Minuten | **Portionen:** 2

Schwierigkeiten: Einfach

Zutaten:

- 2 mittelgroße Kartoffeln, gewürfelt
- 100g frischer Spinat
- 1 kleine Zwiebel, gehackt
- 500ml Gemüsebrühe
- 100ml Mandelmilch
- 1 TL Muskatnuss
- Salz und Pfeffer nach Geschmack

Zubereitung:

1. Kartoffelwürfel und Zwiebel in einem Topf mit Gemüsebrühe zum Kochen bringen.
2. Hitze reduzieren und etwa 20 Minuten köcheln lassen, bis die Kartoffeln weich sind.
3. Spinat und Mandelmilch hinzufügen und die Suppe mit einem Stabmixer pürieren.
4. Mit Muskatnuss, Salz und Pfeffer abschmecken und servieren.

Nährwerte (pro Portion): Kalorien: 230 | Fett: 4g | Kohlenhydrate: 40g | Protein: 6g | Zucker: 4g | Sodium: 500mg

39. Blumenkohl-Curry-Suppe

Zubereitungszeit: 10 Minuten | **Kochzeit:** 25 Minuten | **Portionen:** 2

Schwierigkeiten: Einfach

Zutaten:

- 300g Blumenkohl, in Röschen geteilt
- 1 kleine Zwiebel, gehackt
- 1 TL Currypulver
- 500ml Gemüsebrühe
- 100ml Kokosmilch
- 1 TL frischer Ingwer, gerieben
- Salz und Pfeffer nach Geschmack

Zubereitung:

1. Zwiebel und Ingwer in einem Topf bei mittlerer Hitze anschwitzen.
2. Blumenkohlröschen und Gemüsebrühe hinzufügen und zum Kochen bringen.
3. Hitze reduzieren und etwa 20 Minuten köcheln lassen, bis der Blumenkohl weich ist.
4. Currypulver und Kokosmilch hinzufügen, gut umrühren.
5. Mit Salz und Pfeffer abschmecken und servieren.

Nährwerte (pro Portion): Kalorien: 250 | Fett: 10g | Kohlenhydrate: 30g | Protein: 6g | Zucker: 8g | Sodium: 500mg

40. Lauch-Kartoffel-Suppe

Zubereitungszeit: 10 Minuten | **Kochzeit:** 25 Minuten | **Portionen:** 2

Schwierigkeiten: Einfach

Zutaten:

- 2 mittelgroße Kartoffeln, gewürfelt
- 1 Stange Lauch, in Ringe geschnitten
- 1 kleine Zwiebel, gehackt
- 500ml Gemüsebrühe
- 100ml Mandelmilch
- 1 TL Thymian
- Salz und Pfeffer nach Geschmack

Zubereitung:

1. Kartoffelwürfel, Lauchringe und Zwiebel in einem Topf mit Gemüsebrühe zum Kochen bringen.
2. Hitze reduzieren und etwa 20 Minuten köcheln lassen, bis die Kartoffeln weich sind.
3. Mandelmilch und Thymian hinzufügen und die Suppe mit einem Stabmixer pürieren.
4. Mit Salz und Pfeffer abschmecken und servieren.

Nährwerte (pro Portion): Kalorien: 220 | Fett: 4g | Kohlenhydrate: 40g | Protein: 6g | Zucker: 4g | Sodium: 500mg

Kapitel 4: Abendessen

Leichte und sättigende Gerichte

41. Quinoa-Gemüse-Pfanne

Zubereitungszeit: 15 Minuten | **Kochzeit:** 25 Minuten | **Portionen:** 2

Schwierigkeiten: Einfach

Zutaten:

- 150g Quinoa
- 300ml Gemüsebrühe
- 1 rote Paprika, gewürfelt
- 1 Zucchini, gewürfelt
- 1 Karotte, geraspelt
- 100g Kirschtomaten, halbiert
- 1 EL Olivenöl
- 1 TL getrockneter Oregano
- Salz und Pfeffer nach Geschmack

Zubereitung:

1. Quinoa unter fließendem Wasser abspülen. In einem Topf mit Gemüsebrühe zum Kochen bringen, dann Hitze reduzieren und 15 Minuten köcheln lassen, bis die Flüssigkeit absorbiert ist.
2. Währenddessen Olivenöl in einer großen Pfanne erhitzen. Paprika, Zucchini und Karotte hinzufügen und 10 Minuten dünsten, bis das Gemüse weich ist.
3. Kirschtomaten und Oregano hinzufügen und weitere 5 Minuten dünsten.
4. Gekochte Quinoa unter das Gemüse mischen und gut umrühren.
5. Mit Salz und Pfeffer abschmecken und servieren.

Nährwerte (pro Portion): Kalorien: 350 | Fett: 10g | Kohlenhydrate: 55g | Protein: 10g | Zucker: 10g | Sodium: 400mg

42. Gebackener Lachs mit Gemüse

Zubereitungszeit: 10 Minuten | **Kochzeit:** 20 Minuten | **Portionen:** 2

Schwierigkeiten: Einfach

Zutaten:

- 2 Lachsfilets
- 1 Zucchini, in Scheiben
- 1 rote Paprika, in Streifen
- 1 kleine rote Zwiebel, in Ringen
- 1 EL Olivenöl
- 1 TL Zitronensaft
- Salz und Pfeffer nach Geschmack
- 1 TL frischer Dill, gehackt

Zubereitung:

1. Backofen auf 200°C vorheizen.
2. Lachsfilets auf ein mit Backpapier ausgelegtes Blech legen. Zucchini, Paprika und Zwiebel um den Lachs verteilen.
3. Mit Olivenöl und Zitronensaft beträufeln, mit Salz, Pfeffer und Dill bestreuen.
4. 20 Minuten im Ofen backen, bis der Lachs durchgegart ist.
5. Auf Tellern anrichten und servieren.

Nährwerte (pro Portion): Kalorien: 400 | Fett: 22g | Kohlenhydrate: 10g | Protein: 40g | Zucker: 5g | Sodium: 300mg

43. Gefüllte Paprika mit Quinoa und Gemüse

Zubereitungszeit: 15 Minuten | **Kochzeit:** 30 Minuten | **Portionen:** 2

Schwierigkeiten: Mittel

Zutaten:

- 2 große Paprika, entkernt
- 150g Quinoa
- 300ml Gemüsebrühe
- 1 kleine Zucchini, gewürfelt
- 1 Karotte, geraspelt
- 1 kleine Zwiebel, gehackt
- 1 EL Olivenöl
- 1 TL getrockneter Thymian
- Salz und Pfeffer nach Geschmack

Zubereitung:

1. Quinoa unter fließendem Wasser abspülen. In einem Topf mit Gemüsebrühe zum Kochen bringen, dann Hitze reduzieren und 15 Minuten köcheln lassen, bis die Flüssigkeit absorbiert ist.
2. Währenddessen Olivenöl in einer Pfanne erhitzen und Zwiebel, Zucchini und Karotte darin 10 Minuten dünsten.
3. Gekochte Quinoa und Thymian unter das Gemüse mischen. Mit Salz und Pfeffer abschmecken.
4. Paprika mit der Quinoa-Gemüse-Mischung füllen und in eine Auflaufform stellen.
5. Im vorgeheizten Ofen bei 200°C 20 Minuten backen, bis die Paprika weich ist.
6. Servieren und genießen.

Nährwerte (pro Portion): Kalorien: 350 | Fett: 10g | Kohlenhydrate: 55g | Protein: 10g | Zucker: 10g | Sodium: 400mg

44. Spinat-Feta-Quiche

Zubereitungszeit: 15 Minuten | **Kochzeit:** 30 Minuten | **Portionen:** 2

Schwierigkeiten: Mittel

Zutaten:

- 1 fertiger Quicheteig
- 200g frischer Spinat
- 100g Feta, zerbröckelt
- 3 Eier
- 100ml Milch
- 1 kleine Zwiebel, gehackt
- 1 EL Olivenöl
- Salz und Pfeffer nach Geschmack

Zubereitung:

1. Backofen auf 180°C vorheizen.
2. Quicheteig in eine Form legen und den Boden mit einer Gabel einstechen.
3. Olivenöl in einer Pfanne erhitzen und Zwiebel und Spinat darin 5 Minuten dünsten, bis der Spinat zusammengefallen ist.
4. Spinat-Zwiebel-Mischung auf dem Quicheteig verteilen und mit Feta bestreuen.
5. Eier und Milch verquirlen, mit Salz und Pfeffer würzen und über den Spinat gießen.
6. 30 Minuten im Ofen backen, bis die Quiche goldbraun und fest ist.
7. Aus dem Ofen nehmen, etwas abkühlen lassen und servieren.

Nährwerte (pro Portion): Kalorien: 400 | Fett: 25g | Kohlenhydrate: 25g | Protein: 15g | Zucker: 4g | Sodium: 600mg

45. Hähnchenbrust mit Brokkoli und Süßkartoffel

Zubereitungszeit: 15 Minuten | **Kochzeit:** 25 Minuten | **Portionen:** 2

Schwierigkeiten: Einfach

Zutaten:

- 2 Hähnchenbrustfilets
- 1 großer Brokkoli, in Röschen geteilt
- 2 mittelgroße Süßkartoffeln, gewürfelt
- 1 EL Olivenöl
- 1 TL Paprikapulver
- Salz und Pfeffer nach Geschmack
- 1 TL frischer Thymian, gehackt

Zubereitung:

1. Backofen auf 200°C vorheizen.
2. Hähnchenbrustfilets, Brokkoli und Süßkartoffeln auf ein mit Backpapier ausgelegtes Blech legen.
3. Mit Olivenöl beträufeln und mit Paprikapulver, Salz, Pfeffer und Thymian würzen.
4. 25 Minuten im Ofen backen, bis das Hähnchen durchgegart und die Süßkartoffeln weich sind.
5. Auf Tellern anrichten und servieren.

Nährwerte (pro Portion): Kalorien: 450 | Fett: 15g | Kohlenhydrate: 40g | Protein: 40g | Zucker: 8g | Sodium: 500mg

46. Ratatouille

Zubereitungszeit: 20 Minuten | **Kochzeit:** 40 Minuten | **Portionen:** 2

Schwierigkeiten: Mittel

Zutaten:

- 1 Zucchini, gewürfelt
- 1 Aubergine, gewürfelt
- 1 rote Paprika, gewürfelt
- 1 gelbe Paprika, gewürfelt
- 1 große Tomate, gehackt
- 1 kleine Zwiebel, gehackt
- 2 Knoblauchzehen, gehackt
- 2 EL Olivenöl
- 1 TL getrockneter Thymian
- 1 TL getrockneter Rosmarin
- Salz und Pfeffer nach Geschmack

Zubereitung:

1. Backofen auf 180°C vorheizen.
2. Zucchini, Aubergine, Paprika, Tomate, Zwiebel und Knoblauch in eine Auflaufform geben.
3. Mit Olivenöl beträufeln und mit Thymian, Rosmarin, Salz und Pfeffer würzen.
4. Gut vermischen und 40 Minuten im Ofen backen, bis das Gemüse weich ist.
5. Aus dem Ofen nehmen, etwas abkühlen lassen und servieren.

Nährwerte (pro Portion): Kalorien: 250 | Fett: 14g | Kohlenhydrate: 30g | Protein: 5g | Zucker: 10g | Sodium: 400mg

47. Ofenkartoffeln mit Kräuterquark

Zubereitungszeit: 10 Minuten | **Kochzeit:** 45 Minuten | **Portionen:** 2

Schwierigkeiten: Einfach

Zutaten:

- 4 mittelgroße Kartoffeln
- 200g Magerquark
- 1 EL frische Kräuter (Petersilie, Schnittlauch), gehackt
- 1 EL Zitronensaft
- Salz und Pfeffer nach Geschmack
- 1 TL Olivenöl

Zubereitung:

1. Backofen auf 200°C vorheizen.
2. Kartoffeln gründlich waschen, mit einer Gabel einstechen und mit Olivenöl einreiben.
3. Auf ein Backblech legen und 45 Minuten backen, bis sie durchgegart sind.
4. In der Zwischenzeit Quark mit Kräutern und Zitronensaft verrühren, mit Salz und Pfeffer abschmecken.
5. Kartoffeln aus dem Ofen nehmen, halbieren und mit Kräuterquark servieren.

Nährwerte (pro Portion): Kalorien: 350 | Fett: 7g | Kohlenhydrate: 55g | Protein: 15g | Zucker: 6g | Sodium: 200mg

48. Spaghetti mit Avocado-Pesto

Zubereitungszeit: 10 Minuten | **Kochzeit:** 10 Minuten | **Portionen:** 2

Schwierigkeiten: Einfach

Zutaten:

- 200g Vollkornspaghetti
- 1 reife Avocado
- 1 Handvoll frischer Basilikum
- 1 Knoblauchzehe
- 2 EL Olivenöl
- 1 EL Zitronensaft
- Salz und Pfeffer nach Geschmack

Zubereitung:

1. Spaghetti nach Packungsanweisung in einem großen Topf mit Salzwasser kochen.
2. In der Zwischenzeit Avocado, Basilikum, Knoblauch, Olivenöl und Zitronensaft in einem Mixer zu einer glatten Sauce pürieren.
3. Mit Salz und Pfeffer abschmecken.
4. Spaghetti abgießen und mit dem Avocado-Pesto vermengen.
5. Sofort servieren.

Nährwerte (pro Portion): Kalorien: 450 | Fett: 20g | Kohlenhydrate: 60g | Protein: 10g | Zucker: 3g | Sodium: 200mg

49. Gebackene Süßkartoffel mit Bohnen und Mais

Zubereitungszeit: 10 Minuten | **Kochzeit:** 30 Minuten | **Portionen:** 2

Schwierigkeiten: Einfach

Zutaten:

- 2 mittelgroße Süßkartoffeln
- 1 Dose schwarze Bohnen (240g), abgetropft und gespült
- 150g Mais
- 1 kleine rote Zwiebel, gehackt
- 1 TL Paprikapulver
- Salz und Pfeffer nach Geschmack
- 1 EL Olivenöl

Zubereitung:

1. Backofen auf 200°C vorheizen.
2. Süßkartoffeln waschen und mit einer Gabel einstechen.
3. Auf ein Backblech legen und 30 Minuten backen, bis sie weich sind.
4. In der Zwischenzeit Olivenöl in einer Pfanne erhitzen, Zwiebel hinzufügen und 5 Minuten dünsten.
5. Bohnen und Mais hinzufügen, mit Paprikapulver, Salz und Pfeffer würzen und 5 Minuten erhitzen.
6. Süßkartoffeln aus dem Ofen nehmen, halbieren und mit der Bohnen-Mais-Mischung füllen.
7. Sofort servieren.

Nährwerte (pro Portion): Kalorien: 400 | Fett: 8g | Kohlenhydrate: 70g | Protein: 10g | Zucker: 12g | Sodium: 300mg

50. Tofu-Gemüse-Bowl

Zubereitungszeit: 15 Minuten | **Kochzeit:** 20 Minuten | **Portionen:** 2

Schwierigkeiten: Einfach

Zutaten:

- 200g fester Tofu, gewürfelt
- 1 rote Paprika, gewürfelt
- 1 Zucchini, gewürfelt
- 1 Karotte, geraspelt
- 100g Brokkoli, in Röschen
- 2 EL Sojasauce
- 1 EL Sesamöl
- 1 TL Sesamsamen
- 200g Reis, gekocht

Zubereitung:

1. Backofen auf 200°C vorheizen.
2. Tofu, Paprika, Zucchini, Karotte und Brokkoli auf ein mit Backpapier ausgelegtes Blech legen.
3. Mit Sojasauce und Sesamöl beträufeln, gut vermischen.
4. 20 Minuten im Ofen backen, bis das Gemüse weich ist.
5. Gekochten Reis in Schalen füllen, das gebackene Gemüse und Tofu darauf anrichten.
6. Mit Sesamsamen bestreuen und servieren.

Nährwerte (pro Portion): Kalorien: 450 | Fett: 15g | Kohlenhydrate: 55g | Protein: 20g | Zucker: 8g | Sodium: 400mg

Fischrezepte

51. Gebackener Lachs mit Zitronen-Dill-Sauce

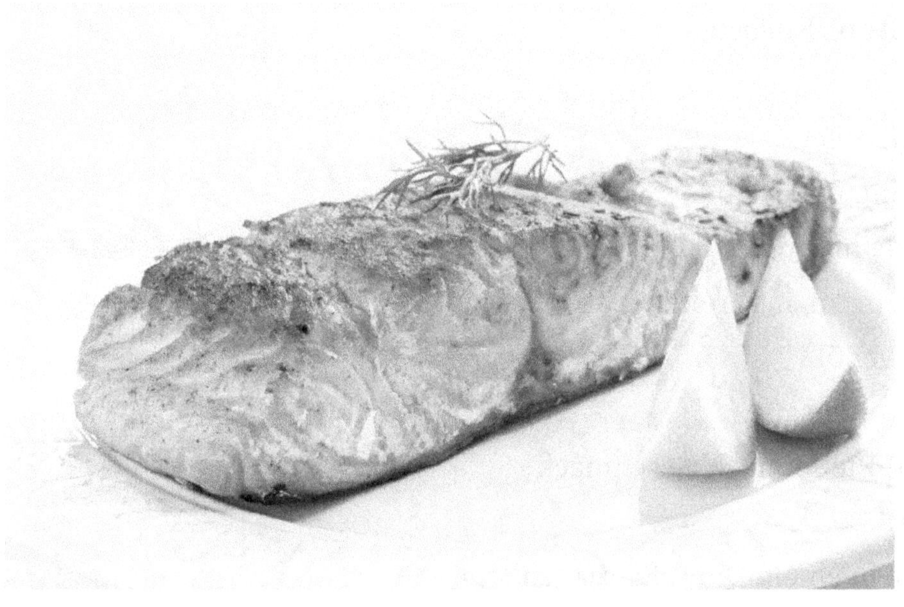

Zubereitungszeit: 10 Minuten | **Kochzeit:** 20 Minuten | **Portionen:** 2

Schwierigkeiten: Einfach

Zutaten:

- 2 Lachsfilets
- 1 Zitrone, in Scheiben
- 1 EL frischer Dill, gehackt
- 1 EL Olivenöl
- Salz und Pfeffer nach Geschmack

Zubereitung:

1. Backofen auf 200°C vorheizen.
2. Lachsfilets auf ein mit Backpapier ausgelegtes Blech legen.
3. Zitronenscheiben und Dill auf den Lachs legen, mit Olivenöl beträufeln und mit Salz und Pfeffer würzen.
4. 20 Minuten im Ofen backen, bis der Lachs durchgegart ist.
5. Auf Tellern anrichten und servieren.

Nährwerte (pro Portion): Kalorien: 350 | Fett: 20g | Kohlenhydrate: 2g | Protein: 36g | Zucker: 0g | Sodium: 200mg

52. Gedünsteter Kabeljau mit Gemüse

Zubereitungszeit: 15 Minuten | **Kochzeit:** 20 Minuten | **Portionen:** 2

Schwierigkeiten: Einfach

Zutaten:

- 2 Kabeljaufilets
- 1 Zucchini, in Scheiben
- 1 Karotte, in Streifen
- 1 rote Paprika, in Streifen
- 1 EL Olivenöl
- 1 TL Zitronensaft
- Salz und Pfeffer nach Geschmack

Zubereitung:

1. Olivenöl in einem Dampfgarer erhitzen.
2. Kabeljaufilets und Gemüse hinzufügen, mit Zitronensaft beträufeln und mit Salz und Pfeffer würzen.
3. 20 Minuten dämpfen, bis der Fisch und das Gemüse weich sind.
4. Auf Tellern anrichten und servieren.

Nährwerte (pro Portion): Kalorien: 250 | Fett: 8g | Kohlenhydrate: 10g | Protein: 30g | Zucker: 5g | Sodium: 300mg

53. Lachs aus dem Ofen mit Spargel

Zubereitungszeit: 10 Minuten | **Kochzeit:** 25 Minuten | **Portionen:** 2

Schwierigkeiten: Einfach

Zutaten:

- 2 Lachsfilets
- 250g grüner Spargel, Enden entfernt
- 1 EL Olivenöl
- 1 TL Honig
- 1 TL Dijon-Senf
- Salz und Pfeffer nach Geschmack

Zubereitung:

1. Backofen auf 200°C vorheizen.
2. Lachsfilets und Spargel auf ein mit Backpapier ausgelegtes Blech legen.
3. Olivenöl, Honig und Dijon-Senf verrühren und über den Lachs und den Spargel geben.
4. Mit Salz und Pfeffer würzen und 25 Minuten im Ofen backen.
5. Auf Tellern anrichten und servieren.

Nährwerte (pro Portion): Kalorien: 400 | Fett: 22g | Kohlenhydrate: 10g | Protein: 36g | Zucker: 6g | Sodium: 300mg

54. Gedämpfter Heilbutt mit Kräutern

Zubereitungszeit: 10 Minuten | **Kochzeit:** 15 Minuten | **Portionen:** 2

Schwierigkeiten: Einfach

Zutaten:

- 2 Heilbuttfilets
- 1 EL frischer Thymian, gehackt
- 1 EL frischer Rosmarin, gehackt
- 1 EL Olivenöl
- 1 Zitrone, in Scheiben
- Salz und Pfeffer nach Geschmack

Zubereitung:

1. Heilbuttfilets mit Olivenöl einreiben und mit Thymian, Rosmarin, Salz und Pfeffer würzen.
2. Zitronenscheiben auf die Filets legen und in einen Dampfgarer geben.
3. 15 Minuten dämpfen, bis der Fisch durchgegart ist.
4. Auf Tellern anrichten und servieren.

Nährwerte (pro Portion): Kalorien: 300 | Fett: 15g | Kohlenhydrate: 2g | Protein: 36g | Zucker: 0g | Sodium: 200mg

55. Gebackener Kabeljau mit Tomaten und Oliven

Zubereitungszeit: 10 Minuten | **Kochzeit:** 25 Minuten | **Portionen:** 2

Schwierigkeiten: Einfach

Zutaten:

- 2 Kabeljaufilets
- 200g Kirschtomaten, halbiert
- 50g Kalamata-Oliven, entkernt
- 1 kleine rote Zwiebel, in Ringen
- 1 EL Olivenöl
- 1 TL Oregano
- Salz und Pfeffer nach Geschmack

Zubereitung:

1. Backofen auf 200°C vorheizen.
2. Kabeljaufilets in eine Auflaufform legen, Tomaten, Oliven und Zwiebelringe darüber verteilen.
3. Mit Olivenöl beträufeln und mit Oregano, Salz und Pfeffer würzen.
4. 25 Minuten im Ofen backen, bis der Fisch durchgegart ist.
5. Auf Tellern anrichten und servieren.

Nährwerte (pro Portion): Kalorien: 350 | Fett: 18g | Kohlenhydrate: 8g | Protein: 34g | Zucker: 5g | Sodium: 400mg

56. Gebackener Thunfisch mit Gemüse

Zubereitungszeit: 15 Minuten | **Kochzeit:** 25 Minuten | **Portionen:** 2

Schwierigkeiten: Einfach

Zutaten:

- 2 Thunfischsteaks
- 1 rote Paprika, in Streifen
- 1 Zucchini, in Scheiben
- 1 kleine rote Zwiebel, in Ringen
- 1 EL Olivenöl
- 1 TL Zitronensaft
- Salz und Pfeffer nach Geschmack

Zubereitung:

1. Backofen auf 200°C vorheizen.
2. Thunfischsteaks auf ein mit Backpapier ausgelegtes Blech legen. Paprika, Zucchini und Zwiebelringe um den Fisch verteilen.
3. Mit Olivenöl und Zitronensaft beträufeln, mit Salz und Pfeffer würzen.
4. 25 Minuten im Ofen backen, bis der Thunfisch durchgegart ist.
5. Auf Tellern anrichten und servieren.

Nährwerte (pro Portion): Kalorien: 400 | Fett: 22g | Kohlenhydrate: 10g | Protein: 36g | Zucker: 5g | Sodium: 300mg

57. Gedämpfter Seelachs mit Brokkoli

Zubereitungszeit: 10 Minuten | **Kochzeit:** 15 Minuten | **Portionen:** 2

Schwierigkeiten: Einfach

Zutaten:

- 2 Seelachsfilets
- 1 großer Brokkoli, in Röschen
- 1 EL Sojasauce
- 1 TL Sesamöl
- 1 TL Sesamsamen
- Salz und Pfeffer nach Geschmack

Zubereitung:

1. Brokkoliröschen in einen Dampfgarer geben und 5 Minuten dämpfen.
2. Seelachsfilets hinzufügen und weitere 10 Minuten dämpfen, bis der Fisch durchgegart ist.
3. Mit Sojasauce und Sesamöl beträufeln, mit Sesamsamen bestreuen und mit Salz und Pfeffer würzen.
4. Auf Tellern anrichten und servieren.

Nährwerte (pro Portion): Kalorien: 250 | Fett: 8g | Kohlenhydrate: 10g | Protein: 30g | Zucker: 2g | Sodium: 400mg

58. Gebackener Rotbarsch mit Zitronen-Kapern-Sauce

Zubereitungszeit: 10 Minuten | **Kochzeit:** 20 Minuten | **Portionen:** 2

Schwierigkeiten: Einfach

Zutaten:

- 2 Rotbarschfilets
- 1 Zitrone, in Scheiben
- 1 EL Kapern
- 1 EL Olivenöl
- 1 TL Dill, gehackt
- Salz und Pfeffer nach Geschmack

Zubereitung:

1. Backofen auf 200°C vorheizen.
2. Rotbarschfilets auf ein mit Backpapier ausgelegtes Blech legen, Zitronenscheiben und Kapern darauf verteilen.
3. Mit Olivenöl beträufeln und mit Dill, Salz und Pfeffer würzen.
4. 20 Minuten im Ofen backen, bis der Fisch durchgegart ist.
5. Auf Tellern anrichten und servieren.

Nährwerte (pro Portion): Kalorien: 300 | Fett: 15g | Kohlenhydrate: 4g | Protein: 34g | Zucker: 1g | Sodium: 300mg

59. Gebackener Forelle mit Mandeln

Zubereitungszeit: 10 Minuten | **Kochzeit:** 20 Minuten | **Portionen:** 2

Schwierigkeiten: Einfach

Zutaten:

- 2 Forellenfilets
- 30g gehobelte Mandeln
- 1 EL Olivenöl
- 1 TL Zitronensaft
- Salz und Pfeffer nach Geschmack

Zubereitung:

1. Backofen auf 200°C vorheizen.
2. Forellenfilets auf ein mit Backpapier ausgelegtes Blech legen.
3. Mit Olivenöl und Zitronensaft beträufeln, mit Salz und Pfeffer würzen und mit gehobelten Mandeln bestreuen.
4. 20 Minuten im Ofen backen, bis der Fisch durchgegart ist.
5. Auf Tellern anrichten und servieren.

Nährwerte (pro Portion): Kalorien: 350 | Fett: 20g | Kohlenhydrate: 3g | Protein: 38g | Zucker: 1g | Sodium: 200mg

60. Gebackener Schwertfisch mit Tomaten-Oliven-Salsa

Zubereitungszeit: 15 Minuten | **Kochzeit:** 25 Minuten | **Portionen:** 2

Schwierigkeiten: Einfach

Zutaten:

- 2 Schwertfischsteaks
- 2 Tomaten, gewürfelt
- 50g Kalamata-Oliven, entkernt und gehackt
- 1 kleine rote Zwiebel, gehackt
- 1 EL Olivenöl
- 1 TL Zitronensaft
- Salz und Pfeffer nach Geschmack

Zubereitung:

1. Backofen auf 200°C vorheizen.
2. Schwertfischsteaks auf ein mit Backpapier ausgelegtes Blech legen.
3. Tomaten, Oliven und Zwiebel vermischen, Olivenöl und Zitronensaft hinzufügen und über den Fisch geben.
4. Mit Salz und Pfeffer würzen und 25 Minuten im Ofen backen, bis der Fisch durchgegart ist.
5. Auf Tellern anrichten und servieren.

Nährwerte (pro Portion): Kalorien: 400 | Fett: 22g | Kohlenhydrate: 6g | Protein: 40g | Zucker: 4g | Sodium: 400mg

Kapitel 5: Desserts

Süßigkeiten ohne raffinierten Zucker

61. Bananen-Schoko-Eis

Zubereitungszeit: 10 Minuten | **Kochzeit:** 0 Minuten (Gefrierzeit 4 Stunden) | **Portionen:** 2
Schwierigkeiten: Einfach
Zutaten:

- 2 reife Bananen
- 2 EL ungesüßtes Kakaopulver
- 1 TL Vanilleextrakt

Zubereitung:

1. Bananen in Scheiben schneiden und in einem Gefrierbeutel mindestens 4 Stunden einfrieren.
2. Gefrorene Bananenscheiben, Kakaopulver und Vanilleextrakt in einen Mixer geben.
3. Pürieren, bis eine glatte, cremige Masse entsteht.
4. Sofort servieren oder nochmals kurz einfrieren, um die Konsistenz zu festigen.

Nährwerte (pro Portion): Kalorien: 150 | Fett: 1g | Kohlenhydrate: 38g | Protein: 2g | Zucker: 21g | Sodium: 1mg

62. Avocado-Schoko-Mousse

Zubereitungszeit: 10 Minuten | **Kochzeit:** 0 Minuten | **Portionen:** 2
Schwierigkeiten: Einfach
Zutaten:

- 1 reife Avocado
- 2 EL ungesüßtes Kakaopulver
- 2 EL Ahornsirup
- 1 TL Vanilleextrakt

Zubereitung:

1. Avocado halbieren, Kern entfernen und das Fruchtfleisch auslöffeln.
2. Avocado, Kakaopulver, Ahornsirup und Vanilleextrakt in einen Mixer geben.
3. Pürieren, bis eine glatte, cremige Masse entsteht.
4. In Schalen füllen und kaltstellen.

Nährwerte (pro Portion): Kalorien: 200 | Fett: 12g | Kohlenhydrate: 26g | Protein: 3g | Zucker: 12g | Sodium: 5mg

63. Kokos-Chia-Pudding

Zubereitungszeit: 5 Minuten | **Kochzeit:** 0 Minuten (Kühlzeit 2 Stunden) | **Portionen:** 2

Schwierigkeiten: Einfach

Zutaten:

- 200ml Kokosmilch
- 3 EL Chiasamen
- 1 EL Ahornsirup
- 1 TL Vanilleextrakt

Zubereitung:

1. Kokosmilch, Chiasamen, Ahornsirup und Vanilleextrakt in eine Schüssel geben und gut verrühren.
2. Mindestens 2 Stunden im Kühlschrank quellen lassen, dabei gelegentlich umrühren.
3. In Schalen füllen und servieren.

Nährwerte (pro Portion): Kalorien: 180 | Fett: 14g | Kohlenhydrate: 12g | Protein: 3g | Zucker: 5g | Sodium: 10mg

64. Beeren-Quark-Dessert

Zubereitungszeit: 10 Minuten | **Kochzeit:** 0 Minuten | **Portionen:** 2

Schwierigkeiten: Einfach

Zutaten:

- 200g Magerquark
- 100g gemischte Beeren (frisch oder gefroren)
- 1 EL Honig

- 1 TL Zitronensaft

Zubereitung:

1. Beeren waschen und abtropfen lassen (gefrorene Beeren auftauen).
2. Quark, Honig und Zitronensaft in einer Schüssel glatt rühren.
3. Beeren unterheben und in Schalen füllen.
4. Sofort servieren oder kurz kaltstellen.

Nährwerte (pro Portion): Kalorien: 150 | Fett: 2g | Kohlenhydrate: 22g | Protein: 12g | Zucker: 15g | Sodium: 40mg

65. Apfel-Zimt-Crumble

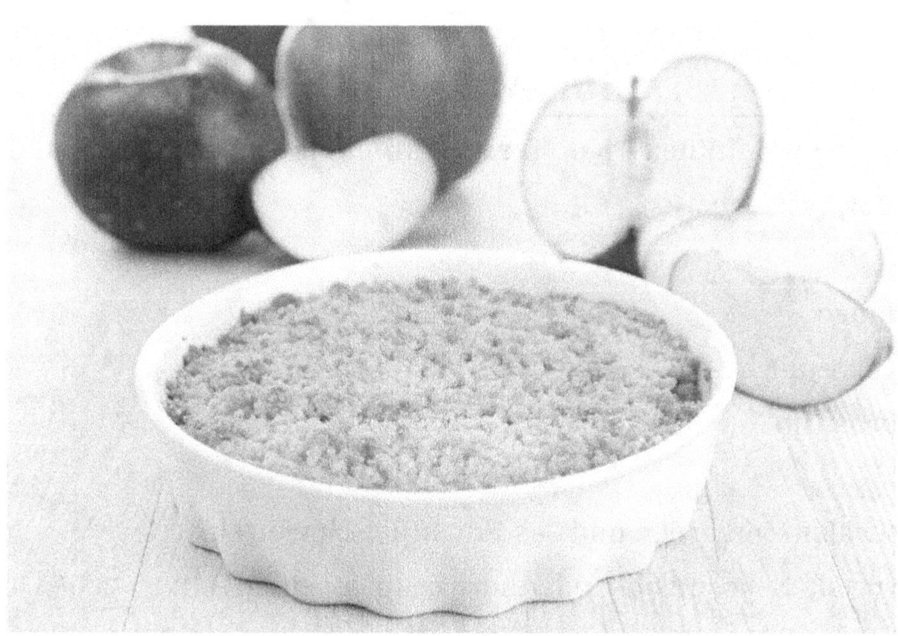

Zubereitungszeit: 10 Minuten | **Kochzeit:** 20 Minuten | **Portionen:** 2

Schwierigkeiten: Einfach

Zutaten:

- 2 Äpfel, geschält und in Scheiben
- 1 TL Zimt
- 2 EL Haferflocken
- 2 EL gemahlene Mandeln
- 1 EL Kokosöl

- 1 EL Ahornsirup

Zubereitung:

1. Backofen auf 180°C vorheizen.
2. Apfelscheiben mit Zimt vermischen und in eine Auflaufform geben.
3. Haferflocken, gemahlene Mandeln, Kokosöl und Ahornsirup in einer Schüssel vermengen und über die Äpfel streuen.
4. 20 Minuten backen, bis die Äpfel weich sind und die Haferflockenmischung goldbraun ist.
5. Warm servieren.

Nährwerte (pro Portion): Kalorien: 200 | Fett: 8g | Kohlenhydrate: 32g | Protein: 3g | Zucker: 18g | Sodium: 5mg

66. Mango-Kokos-Eis

Zubereitungszeit: 10 Minuten | **Kochzeit:** 0 Minuten (Gefrierzeit 4 Stunden) | **Portionen:** 2
Schwierigkeiten: Einfach

Zutaten:

- 1 reife Mango
- 200ml Kokosmilch
- 1 EL Ahornsirup

Zubereitung:

1. Mango schälen, entkernen und das Fruchtfleisch würfeln.
2. Mangowürfel, Kokosmilch und Ahornsirup in einen Mixer geben und pürieren, bis die Mischung glatt ist.
3. In eine Gefrierform füllen und mindestens 4 Stunden einfrieren.
4. Vor dem Servieren kurz antauen lassen.

Nährwerte (pro Portion): Kalorien: 180 | Fett: 10g | Kohlenhydrate: 22g | Protein: 2g | Zucker: 20g | Sodium: 5mg

67. Himbeer-Kokos-Pudding

Zubereitungszeit: 10 Minuten | **Kochzeit:** 0 Minuten (Kühlzeit 2 Stunden) | **Portionen:** 2

Schwierigkeiten: Einfach

Zutaten:

- 200ml Kokosmilch
- 2 EL Chiasamen
- 1 EL Ahornsirup
- 100g Himbeeren (frisch oder gefroren)

Zubereitung:

1. Kokosmilch, Chiasamen und Ahornsirup in eine Schüssel geben und gut verrühren.
2. Mindestens 2 Stunden im Kühlschrank quellen lassen, dabei gelegentlich umrühren.
3. Himbeeren unterheben und in Schalen füllen.
4. Sofort servieren.

Nährwerte (pro Portion): Kalorien: 170 | Fett: 11g | Kohlenhydrate: 18g | Protein: 3g | Zucker: 10g | Sodium: 5mg

68. Dattel-Nuss-Energy Balls

Zubereitungszeit: 15 Minuten | **Kochzeit:** 0 Minuten | **Portionen:** 2

Schwierigkeiten: Einfach

Zutaten:

- 100g Datteln, entsteint
- 50g Mandeln
- 1 EL Kakaopulver
- 1 TL Vanilleextrakt

Zubereitung:

1. Datteln und Mandeln in einen Mixer geben und fein hacken.
2. Kakaopulver und Vanilleextrakt hinzufügen und weiter mixen, bis eine klebrige Masse entsteht.
3. Aus der Masse kleine Kugeln formen und auf einen Teller legen.
4. Mindestens 1 Stunde im Kühlschrank fest werden lassen.

69. Erdbeer-Kokos-Smoothie

Zubereitungszeit: 5 Minuten | **Kochzeit:** 0 Minuten | **Portionen:** 2

Schwierigkeiten: Einfach

Zutaten:

- 200g Erdbeeren (frisch oder gefroren)
- 200ml Kokosmilch
- 1 EL Ahornsirup

Zubereitung:

1. Erdbeeren waschen und putzen (gefrorene Erdbeeren auftauen).
2. Erdbeeren, Kokosmilch und Ahornsirup in einen Mixer geben und glatt pürieren.
3. In Gläser füllen und sofort servieren.

Nährwerte (pro Portion): Kalorien: 150 | Fett: 8g | Kohlenhydrate: 18g | Protein: 2g | Zucker: 14g | Sodium: 5mg

70. Apfel-Walnuss-Dessert

Zubereitungszeit: 10 Minuten | **Kochzeit:** 20 Minuten | **Portionen:** 2

Schwierigkeiten: Einfach

Zutaten:

- 2 Äpfel, geschält und in Scheiben
- 1 TL Zimt
- 2 EL gehackte Walnüsse
- 1 EL Kokosöl
- 1 EL Ahornsirup

Zubereitung:

1. Backofen auf 180°C vorheizen.
2. Apfelscheiben mit Zimt und gehackten Walnüssen vermischen und in eine Auflaufform geben.
3. Kokosöl und Ahornsirup darüber träufeln.
4. 20 Minuten backen, bis die Äpfel weich sind.
5. Warm servieren.

Nährwerte (pro Portion): Kalorien: 200 | Fett: 10g | Kohlenhydrate: 28g | Protein: 2g | Zucker: 18g | Sodium: 5mg

Gebackenes Obst

71. Gebackene Äpfel mit Zimt und Mandeln

Zubereitungszeit: 10 Minuten | **Kochzeit:** 25 Minuten | **Portionen:** 2

Schwierigkeiten: Einfach

Zutaten:

- 2 Äpfel
- 2 EL gehackte Mandeln
- 1 TL Zimt
- 1 EL Ahornsirup

Zubereitung:

1. Backofen auf 180°C vorheizen.
2. Äpfel entkernen und leicht einschneiden.
3. Äpfel in eine Auflaufform legen, mit Mandeln und Zimt bestreuen.
4. Mit Ahornsirup beträufeln.
5. 25 Minuten backen, bis die Äpfel weich sind.
6. Warm servieren.

Nährwerte (pro Portion): Kalorien: 180 | Fett: 5g | Kohlenhydrate: 36g | Protein: 2g | Zucker: 28g | Sodium: 2mg

72. Gebackene Birnen mit Honig und Walnüssen

Zubereitungszeit: 10 Minuten | **Kochzeit:** 20 Minuten | **Portionen:** 2

Schwierigkeiten: Einfach

Zutaten:

- 2 Birnen
- 2 EL gehackte Walnüsse
- 1 EL Honig
- 1 TL Zimt

Zubereitung:

1. Backofen auf 180°C vorheizen.
2. Birnen halbieren und das Kerngehäuse entfernen.
3. Birnenhälften in eine Auflaufform legen, mit Walnüssen bestreuen.
4. Mit Honig und Zimt beträufeln.
5. 20 Minuten backen, bis die Birnen weich sind.
6. Warm servieren.

Nährwerte (pro Portion): Kalorien: 200 | Fett: 6g | Kohlenhydrate: 38g | Protein: 2g | Zucker: 26g | Sodium: 1mg

73. Gebackene Pfirsiche mit Vanille

Zubereitungszeit: 10 Minuten | **Kochzeit:** 20 Minuten | **Portionen:** 2

Schwierigkeiten: Einfach

Zutaten:

- 2 Pfirsiche
- 1 TL Vanilleextrakt
- 1 EL Ahornsirup
- 1 EL gehackte Mandeln

Zubereitung:

1. Backofen auf 180°C vorheizen.
2. Pfirsiche halbieren und den Kern entfernen.
3. Pfirsichhälften in eine Auflaufform legen, mit Vanilleextrakt und Ahornsirup beträufeln.
4. Mit gehackten Mandeln bestreuen.
5. 20 Minuten backen, bis die Pfirsiche weich sind.
6. Warm servieren.

Nährwerte (pro Portion): Kalorien: 150 | Fett: 4g | Kohlenhydrate: 28g | Protein: 2g | Zucker: 24g | Sodium: 2mg

74. Gebackene Bananen mit Kokos

Zubereitungszeit: 10 Minuten | **Kochzeit:** 15 Minuten | **Portionen:** 2

Schwierigkeiten: Einfach

Zutaten:

- 2 Bananen
- 1 EL Kokosöl
- 1 EL Kokosraspeln
- 1 EL Honig

Zubereitung:

1. Backofen auf 180°C vorheizen.
2. Bananen schälen und längs halbieren.
3. Bananenhälften in eine Auflaufform legen, mit Kokosöl bestreichen.
4. Mit Kokosraspeln und Honig bestreuen.
5. 15 Minuten backen, bis die Bananen weich sind.
6. Warm servieren.

Nährwerte (pro Portion): Kalorien: 180 | Fett: 6g | Kohlenhydrate: 34g | Protein: 1g | Zucker: 24g | Sodium: 1mg

75. Gebackene Äpfel mit Haferflocken und Rosinen

Zubereitungszeit: 10 Minuten | **Kochzeit:** 25 Minuten | **Portionen:** 2

Schwierigkeiten: Einfach

Zutaten:

- 2 Äpfel
- 2 EL Haferflocken
- 2 EL Rosinen
- 1 TL Zimt
- 1 EL Ahornsirup

Zubereitung:

1. Backofen auf 180°C vorheizen.
2. Äpfel entkernen und leicht einschneiden.
3. Haferflocken, Rosinen und Zimt in einer Schüssel vermischen.
4. Äpfel mit der Haferflocken-Rosinen-Mischung füllen und in eine Auflaufform legen.
5. Mit Ahornsirup beträufeln.
6. 25 Minuten backen, bis die Äpfel weich sind.
7. Warm servieren.

Nährwerte (pro Portion): Kalorien: 200 | Fett: 3g | Kohlenhydrate: 44g | Protein: 2g | Zucker: 32g | Sodium: 2mg

76. Gebackene Aprikosen mit Mandeln und Honig

Zubereitungszeit: 10 Minuten | **Kochzeit:** 20 Minuten | **Portionen:** 2

Schwierigkeiten: Einfach

Zutaten:

- 4 Aprikosen
- 2 EL gehackte Mandeln
- 1 EL Honig
- 1 TL Zimt

Zubereitung:

1. Backofen auf 180°C vorheizen.
2. Aprikosen halbieren und den Kern entfernen.
3. Aprikosenhälften in eine Auflaufform legen, mit Mandeln bestreuen.
4. Mit Honig und Zimt beträufeln.
5. 20 Minuten backen, bis die Aprikosen weich sind.
6. Warm servieren.

Nährwerte (pro Portion): Kalorien: 160 | Fett: 4g | Kohlenhydrate: 30g | Protein: 2g | Zucker: 26g | Sodium: 1mg

77. Gebackene Erdbeeren mit Balsamico

Zubereitungszeit: 10 Minuten | **Kochzeit:** 15 Minuten | **Portionen:** 2

Schwierigkeiten: Einfach

Zutaten:

- 200g Erdbeeren
- 1 EL Balsamico-Essig
- 1 EL Ahornsirup

Zubereitung:

1. Backofen auf 180°C vorheizen.
2. Erdbeeren waschen, putzen und halbieren.
3. Erdbeeren in eine Auflaufform geben und mit Balsamico-Essig und Ahornsirup beträufeln.
4. 15 Minuten backen, bis die Erdbeeren weich sind.
5. Warm servieren.

Nährwerte (pro Portion): Kalorien: 100 | Fett: 0g | Kohlenhydrate: 24g | Protein: 1g | Zucker: 20g | Sodium: 5mg

78. Gebackene Feigen mit Ziegenkäse

Zubereitungszeit: 10 Minuten | **Kochzeit:** 15 Minuten | **Portionen:** 2

Schwierigkeiten: Einfach

Zutaten:

- 4 Feigen
- 50g Ziegenkäse
- 1 EL Honig
- 1 TL Thymian

Zubereitung:

1. Backofen auf 180°C vorheizen.
2. Feigen halbieren und auf ein Backblech legen.
3. Ziegenkäse auf die Feigenhälften verteilen.
4. Mit Honig und Thymian beträufeln.
5. 15 Minuten backen, bis der Käse geschmolzen ist.
6. Warm servieren.

79. Gebackene Ananas mit Kokos

Zubereitungszeit: 10 Minuten | **Kochzeit:** 20 Minuten | **Portionen:** 2

Schwierigkeiten: Einfach

Zutaten:

- 1/2 Ananas
- 1 EL Kokosraspeln
- 1 EL Ahornsirup
- 1 TL Zimt

Zubereitung:

1. Backofen auf 180°C vorheizen.
2. Ananas schälen, entkernen und in Scheiben schneiden.
3. Ananasscheiben in eine Auflaufform legen, mit Kokosraspeln bestreuen.
4. Mit Ahornsirup und Zimt beträufeln.
5. 20 Minuten backen, bis die Ananas weich ist.
6. Warm servieren.

Nährwerte (pro Portion): Kalorien: 150 | Fett: 3g | Kohlenhydrate: 30g | Protein: 1g | Zucker: 25g | Sodium: 2mg

80. Gebackene Kirschen mit Mandeln

Zubereitungszeit: 10 Minuten | **Kochzeit:** 20 Minuten | **Portionen:** 2

Schwierigkeiten: Einfach

Zutaten:

- 200g Kirschen, entsteint
- 2 EL gehackte Mandeln
- 1 EL Honig
- 1 TL Vanilleextrakt

Zubereitung:

1. Backofen auf 180°C vorheizen.
2. Kirschen in eine Auflaufform geben und mit Mandeln bestreuen.
3. Mit Honig und Vanilleextrakt beträufeln.
4. 20 Minuten backen, bis die Kirschen weich sind.
5. Warm servieren.

Nährwerte (pro Portion): Kalorien: 180 | Fett: 5g | Kohlenhydrate: 32g | Protein: 2g | Zucker: 28g | Sodium: 2mg

Kapitel 6: Snacks

Energiereiche Snacks

81. Haferflocken-Energie-Kugeln

Zubereitungszeit: 15 Minuten | **Kochzeit:** 0 Minuten | **Portionen:** 2

Schwierigkeiten: Einfach

Zutaten:

- 100g Haferflocken
- 50g Erdnussbutter
- 2 EL Ahornsirup
- 1 EL Chiasamen
- 1 TL Vanilleextrakt

Zubereitung:

1. Alle Zutaten in eine große Schüssel geben und gut vermischen.
2. Aus der Mischung kleine Kugeln formen und auf einen Teller legen.
3. Mindestens 1 Stunde im Kühlschrank fest werden lassen.
4. Gekühlt servieren.

Nährwerte (pro Portion): Kalorien: 220 | Fett: 10g | Kohlenhydrate: 28g | Protein: 6g | Zucker: 10g | Sodium: 60mg

82. Nuss-Mandel-Riegel

Zubereitungszeit: 10 Minuten | **Kochzeit:** 0 Minuten | **Portionen:** 2

Schwierigkeiten: Einfach

Zutaten:

- 50g Mandeln
- 50g Walnüsse
- 50g getrocknete Aprikosen
- 2 EL Honig
- 1 TL Zimt

Zubereitung:

1. Mandeln, Walnüsse und getrocknete Aprikosen in einem Mixer grob hacken.
2. Honig und Zimt hinzufügen und gut vermischen.
3. Die Mischung in eine mit Backpapier ausgelegte Form drücken und fest andrücken.
4. Mindestens 1 Stunde im Kühlschrank fest werden lassen.
5. In Riegel schneiden und servieren.

Nährwerte (pro Portion): Kalorien: 250 | Fett: 15g | Kohlenhydrate: 22g | Protein: 6g | Zucker: 12g | Sodium: 5mg

83. Quinoa-Mandel-Riegel

Zubereitungszeit: 15 Minuten | **Kochzeit:** 20 Minuten | **Portionen:** 2

Schwierigkeiten: Mittel

Zutaten:

- 100g Quinoa
- 50g Mandeln
- 2 EL Honig
- 1 EL Chiasamen
- 1 TL Vanilleextrakt

Zubereitung:

1. Backofen auf 180°C vorheizen.
2. Quinoa auf einem Backblech verteilen und 10 Minuten rösten.
3. Geröstete Quinoa mit Mandeln, Honig, Chiasamen und Vanilleextrakt in einer Schüssel vermischen.
4. Die Mischung in eine mit Backpapier ausgelegte Form drücken und fest andrücken.
5. 10 Minuten backen, abkühlen lassen und in Riegel schneiden.

Nährwerte (pro Portion): Kalorien: 200 | Fett: 10g | Kohlenhydrate: 24g | Protein: 6g | Zucker: 10g | Sodium: 3mg

84. Apfel-Zimt-Haferflocken-Kekse

Zubereitungszeit: 15 Minuten | **Kochzeit:** 15 Minuten | **Portionen:** 2

Schwierigkeiten: Einfach

Zutaten:

- 100g Haferflocken
- 1 Apfel, gerieben
- 2 EL Ahornsirup
- 1 TL Zimt
- 1 TL Backpulver

Zubereitung:

1. Backofen auf 180°C vorheizen.
2. Haferflocken, geriebener Apfel, Ahornsirup, Zimt und Backpulver in einer Schüssel vermischen.
3. Aus der Mischung kleine Kekse formen und auf ein mit Backpapier ausgelegtes Backblech legen.
4. 15 Minuten backen, bis die Kekse goldbraun sind.
5. Abkühlen lassen und servieren.

Nährwerte (pro Portion): Kalorien: 180 | Fett: 4g | Kohlenhydrate: 32g | Protein: 3g | Zucker: 14g | Sodium: 5mg

85. Bananen-Nuss-Muffins

Zubereitungszeit: 15 Minuten | **Kochzeit:** 20 Minuten | **Portionen:** 2

Schwierigkeiten: Mittel

Zutaten:

- 2 reife Bananen
- 100g Hafermehl
- 2 EL Ahornsirup
- 1 TL Backpulver
- 50g gehackte Walnüsse

Zubereitung:

1. Backofen auf 180°C vorheizen.
2. Bananen in einer Schüssel zerdrücken.
3. Hafermehl, Ahornsirup, Backpulver und gehackte Walnüsse hinzufügen und gut vermischen.
4. Die Mischung in Muffinförmchen füllen.
5. 20 Minuten backen, bis die Muffins goldbraun sind.
6. Abkühlen lassen und servieren.

Nährwerte (pro Portion): Kalorien: 200 | Fett: 8g | Kohlenhydrate: 28g | Protein: 4g | Zucker: 12g | Sodium: 5mg

86. Chia-Kokos-Pudding

Zubereitungszeit: 5 Minuten | **Kochzeit:** 0 Minuten (Kühlzeit 2 Stunden) | **Portionen:** 2

Schwierigkeiten: Einfach

Zutaten:

- 200ml Kokosmilch
- 3 EL Chiasamen
- 1 EL Ahornsirup
- 1 TL Vanilleextrakt

Zubereitung:

1. Kokosmilch, Chiasamen, Ahornsirup und Vanilleextrakt in eine Schüssel geben und gut verrühren.
2. Mindestens 2 Stunden im Kühlschrank quellen lassen, dabei gelegentlich umrühren.
3. In Schalen füllen und servieren.

Nährwerte (pro Portion): Kalorien: 180 | Fett: 12g | Kohlenhydrate: 15g | Protein: 3g | Zucker: 5g | Sodium: 10mg

87. Dattel-Kakao-Energie-Kugeln

Zubereitungszeit: 15 Minuten | **Kochzeit:** 0 Minuten | **Portionen:** 2

Schwierigkeiten: Einfach

Zutaten:

- 100g Datteln, entsteint
- 50g Mandeln
- 2 EL ungesüßtes Kakaopulver
- 1 TL Vanilleextrakt

Zubereitung:

1. Datteln und Mandeln in einem Mixer grob hacken.
2. Kakaopulver und Vanilleextrakt hinzufügen und weiter mixen, bis eine klebrige Masse entsteht.
3. Aus der Masse kleine Kugeln formen und auf einen Teller legen.
4. Mindestens 1 Stunde im Kühlschrank fest werden lassen.

Nährwerte (pro Portion): Kalorien: 220 | Fett: 10g | Kohlenhydrate: 30g | Protein: 4g | Zucker: 22g | Sodium: 3mg

88. Quark-Beeren-Snack

Zubereitungszeit: 5 Minuten | **Kochzeit:** 0 Minuten | **Portionen:** 2

Schwierigkeiten: Einfach

Zutaten:

- 200g Magerquark
- 100g gemischte Beeren (frisch oder gefroren)
- 1 EL Honig

Zubereitung:

1. Beeren waschen und abtropfen lassen (gefrorene Beeren auftauen).
2. Quark und Honig in einer Schüssel glatt rühren.
3. Beeren unterheben und in Schalen füllen.
4. Sofort servieren oder kurz kaltstellen.

Nährwerte (pro Portion): Kalorien: 150 | Fett: 2g | Kohlenhydrate: 22g | Protein: 12g | Zucker: 15g | Sodium: 40mg

89. Mandel-Dattel-Riegel

Zubereitungszeit: 10 Minuten | **Kochzeit:** 0 Minuten | **Portionen:** 2

Schwierigkeiten: Einfach

Zutaten:

- 100g Mandeln
- 100g Datteln, entsteint
- 2 EL ungesüßtes Kakaopulver
- 1 TL Vanilleextrakt

Zubereitung:

1. Mandeln und Datteln in einem Mixer grob hacken.
2. Kakaopulver und Vanilleextrakt hinzufügen und weiter mixen, bis eine klebrige Masse entsteht.
3. Die Masse in eine mit Backpapier ausgelegte Form drücken und fest andrücken.
4. Mindestens 1 Stunde im Kühlschrank fest werden lassen.
5. In Riegel schneiden und servieren.

Nährwerte (pro Portion): Kalorien: 250 | Fett: 15g | Kohlenhydrate: 30g | Protein: 6g | Zucker: 20g | Sodium: 3mg

90. Joghurt mit Nüssen und Honig

Zubereitungszeit: 5 Minuten | **Kochzeit:** 0 Minuten | **Portionen:** 2

Schwierigkeiten: Einfach

Zutaten:

- 200g griechischer Joghurt
- 2 EL gehackte Nüsse (Mandeln, Walnüsse)
- 1 EL Honig
- 1 TL Zimt

Zubereitung:

1. Joghurt in Schalen füllen.
2. Nüsse und Zimt darüber streuen.
3. Mit Honig beträufeln und servieren.

Nährwerte (pro Portion): Kalorien: 180 | Fett: 8g | Kohlenhydrate: 20g | Protein: 8g | Zucker: 15g | Sodium: 40mg

Selbstgemachte Riegel

91. Haferflocken-Apfel-Riegel

Zubereitungszeit: 10 Minuten | **Kochzeit:** 20 Minuten | **Portionen:** 2

Schwierigkeiten: Einfach

Zutaten:

- 100g Haferflocken
- 1 Apfel, gerieben
- 2 EL Ahornsirup
- 1 TL Zimt
- 1 TL Backpulver

Zubereitung:

1. Backofen auf 180°C vorheizen.
2. Haferflocken, geriebener Apfel, Ahornsirup, Zimt und Backpulver in einer Schüssel vermischen.
3. Die Mischung in eine mit Backpapier ausgelegte Form drücken und fest andrücken.
4. 20 Minuten backen, bis die Riegel goldbraun sind.
5. Abkühlen lassen und in Riegel schneiden.

Nährwerte (pro Portion): Kalorien: 200 | Fett: 4g | Kohlenhydrate: 38g | Protein: 4g | Zucker: 14g | Sodium: 5mg

92. Mandel-Kokos-Riegel

Zubereitungszeit: 10 Minuten | **Kochzeit:** 0 Minuten | **Portionen:** 2

Schwierigkeiten: Einfach

Zutaten:

- 50g Mandeln, gehackt
- 50g Kokosraspeln
- 2 EL Kokosöl
- 2 EL Ahornsirup

Zubereitung:

1. Alle Zutaten in eine Schüssel geben und gut vermischen.
2. Die Mischung in eine mit Backpapier ausgelegte Form drücken und fest andrücken.
3. Mindestens 1 Stunde im Kühlschrank fest werden lassen.
4. In Riegel schneiden und servieren.

Nährwerte (pro Portion): Kalorien: 250 | Fett: 20g | Kohlenhydrate: 14g | Protein: 4g | Zucker: 10g | Sodium: 3mg

93. Quinoa-Erdnuss-Riegel

Zubereitungszeit: 10 Minuten | **Kochzeit:** 10 Minuten | **Portionen:** 2

Schwierigkeiten: Mittel

Zutaten:

- 100g Quinoa
- 50g Erdnussbutter
- 2 EL Ahornsirup
- 1 TL Vanilleextrakt

Zubereitung:

1. Backofen auf 180°C vorheizen.
2. Quinoa auf einem Backblech verteilen und 10 Minuten rösten.
3. Erdnussbutter, Ahornsirup und Vanilleextrakt in einer Schüssel vermischen.
4. Geröstete Quinoa hinzufügen und gut vermischen.
5. Die Mischung in eine mit Backpapier ausgelegte Form drücken und fest andrücken.
6. Abkühlen lassen und in Riegel schneiden.

Nährwerte (pro Portion): Kalorien: 220 | Fett: 12g | Kohlenhydrate: 24g | Protein: 6g | Zucker: 10g | Sodium: 3mg

94. Dattel-Mandel-Riegel

Zubereitungszeit: 15 Minuten | **Kochzeit:** 0 Minuten | **Portionen:** 2

Schwierigkeiten: Einfach

Zutaten:

- 100g Datteln, entsteint
- 50g Mandeln
- 2 EL ungesüßtes Kakaopulver
- 1 TL Vanilleextrakt

Zubereitung:

1. Datteln und Mandeln in einem Mixer grob hacken.
2. Kakaopulver und Vanilleextrakt hinzufügen und weiter mixen, bis eine klebrige Masse entsteht.
3. Die Masse in eine mit Backpapier ausgelegte Form drücken und fest andrücken.
4. Mindestens 1 Stunde im Kühlschrank fest werden lassen.
5. In Riegel schneiden und servieren.

Nährwerte (pro Portion): Kalorien: 240 | Fett: 12g | Kohlenhydrate: 28g | Protein: 4g | Zucker: 22g | Sodium: 3mg

95. Chia-Samen-Riegel

Zubereitungszeit: 10 Minuten | **Kochzeit:** 10 Minuten | **Portionen:** 2

Schwierigkeiten: Mittel

Zutaten:

- 50g Haferflocken
- 30g Chiasamen
- 2 EL Honig
- 1 TL Zimt
- 1 TL Vanilleextrakt

Zubereitung:

1. Backofen auf 180°C vorheizen.
2. Haferflocken, Chiasamen, Honig, Zimt und Vanilleextrakt in einer Schüssel vermischen.
3. Die Mischung in eine mit Backpapier ausgelegte Form drücken und fest andrücken.

4. 10 Minuten backen, bis die Riegel goldbraun sind.

5. Abkühlen lassen und in Riegel schneiden.

Nährwerte (pro Portion): Kalorien: 180 | Fett: 6g | Kohlenhydrate: 30g | Protein: 4g | Zucker: 15g | Sodium: 5mg

96. Aprikosen-Nuss-Riegel

Zubereitungszeit: 10 Minuten | **Kochzeit:** 0 Minuten | **Portionen:** 2

Schwierigkeiten: Einfach

Zutaten:

- 50g getrocknete Aprikosen
- 50g Mandeln
- 2 EL Kokosöl
- 1 TL Honig

Zubereitung:

1. Getrocknete Aprikosen und Mandeln in einem Mixer grob hacken.

2. Kokosöl und Honig hinzufügen und weiter mixen, bis eine klebrige Masse entsteht.

3. Die Masse in eine mit Backpapier ausgelegte Form drücken und fest andrücken.

4. Mindestens 1 Stunde im Kühlschrank fest werden lassen.

5. In Riegel schneiden und servieren.

Nährwerte (pro Portion): Kalorien: 210 | Fett: 10g | Kohlenhydrate: 28g | Protein: 3g | Zucker: 18g | Sodium: 2mg

97. Cashew-Kokos-Riegel

Zubereitungszeit: 10 Minuten | **Kochzeit:** 0 Minuten | **Portionen:** 2

Schwierigkeiten: Einfach

Zutaten:

- 50g Cashewnüsse
- 50g Kokosraspeln
- 2 EL Ahornsirup
- 1 TL Vanilleextrakt

Zubereitung:

1. Cashewnüsse und Kokosraspeln in einem Mixer grob hacken.
2. Ahornsirup und Vanilleextrakt hinzufügen und weiter mixen, bis eine klebrige Masse entsteht.
3. Die Masse in eine mit Backpapier ausgelegte Form drücken und fest andrücken.
4. Mindestens 1 Stunde im Kühlschrank fest werden lassen.
5. In Riegel schneiden und servieren.

Nährwerte (pro Portion): Kalorien: 220 | Fett: 12g | Kohlenhydrate: 24g | Protein: 4g | Zucker: 18g | Sodium: 3mg

98. Himbeer-Hafer-Riegel

Zubereitungszeit: 10 Minuten | **Kochzeit:** 15 Minuten | **Portionen:** 2

Schwierigkeiten: Mittel

Zutaten:

- 100g Haferflocken
- 50g gefrorene Himbeeren
- 2 EL Ahornsirup
- 1 TL Zimt
- 1 TL Vanilleextrakt

Zubereitung:

1. Backofen auf 180°C vorheizen.
2. Haferflocken, gefrorene Himbeeren, Ahornsirup, Zimt und Vanilleextrakt in einer Schüssel vermischen.
3. Die Mischung in eine mit Backpapier ausgelegte Form drücken und fest andrücken.
4. 15 Minuten backen, bis die Riegel goldbraun sind.
5. Abkühlen lassen und in Riegel schneiden.

Nährwerte (pro Portion): Kalorien: 190 | Fett: 4g | Kohlenhydrate: 36g | Protein: 4g | Zucker: 12g | Sodium: 3mg

99. Erdnussbutter-Bananen-Riegel

Zubereitungszeit: 10 Minuten | **Kochzeit:** 10 Minuten | **Portionen:** 2

Schwierigkeiten: Mittel

Zutaten:

- 50g Haferflocken
- 1 reife Banane
- 2 EL Erdnussbutter
- 1 TL Zimt

Zubereitung:

1. Backofen auf 180°C vorheizen.
2. Haferflocken, zerdrückte Banane, Erdnussbutter und Zimt in einer Schüssel vermischen.
3. Die Mischung in eine mit Backpapier ausgelegte Form drücken und fest andrücken.
4. 10 Minuten backen, bis die Riegel goldbraun sind.
5. Abkühlen lassen und in Riegel schneiden.

Nährwerte (pro Portion): Kalorien: 210 | Fett: 10g | Kohlenhydrate: 28g | Protein: 6g | Zucker: 10g | Sodium: 2mg

100. Kürbis-Gewürz-Riegel

Zubereitungszeit: 15 Minuten | **Kochzeit:** 20 Minuten | **Portionen:** 2

Schwierigkeiten: Mittel

Zutaten:

- 100g Haferflocken
- 100g Kürbispüree
- 2 EL Ahornsirup
- 1 TL Zimt
- 1 TL Muskatnuss

Zubereitung:

1. Backofen auf 180°C vorheizen.
2. Haferflocken, Kürbispüree, Ahornsirup, Zimt und Muskatnuss in einer Schüssel vermischen.
3. Die Mischung in eine mit Backpapier ausgelegte Form drücken und fest andrücken.

4. 20 Minuten backen, bis die Riegel goldbraun sind.

5. Abkühlen lassen und in Riegel schneiden.

Nährwerte (pro Portion): Kalorien: 180 | Fett: 4g | Kohlenhydrate: 34g | Protein: 4g | Zucker: 12g | Sodium: 4mg

101. Pistazien-Dattel-Riegel

Zubereitungszeit: 10 Minuten | **Kochzeit:** 0 Minuten | **Portionen:** 2

Schwierigkeiten: Einfach

Zutaten:

- 50g Pistazien
- 50g Datteln, entsteint
- 1 TL Zitronensaft
- 1 TL Vanilleextrakt

Zubereitung:

1. Pistazien und Datteln in einem Mixer grob hacken.

2. Zitronensaft und Vanilleextrakt hinzufügen und weiter mixen, bis eine klebrige Masse entsteht.

3. Die Masse in eine mit Backpapier ausgelegte Form drücken und fest andrücken.

4. Mindestens 1 Stunde im Kühlschrank fest werden lassen.

5. In Riegel schneiden und servieren.

Nährwerte (pro Portion): Kalorien: 210 | Fett: 9g | Kohlenhydrate: 30g | Protein: 4g | Zucker: 22g | Sodium: 3mg

102. Sonnenblumenkern-Riegel

Zubereitungszeit: 10 Minuten | **Kochzeit:** 10 Minuten | **Portionen:** 2

Schwierigkeiten: Mittel

Zutaten:

- 50g Sonnenblumenkerne
- 50g Haferflocken
- 2 EL Honig
- 1 TL Zimt

- 1 TL Vanilleextrakt

Zubereitung:

1. Backofen auf 180°C vorheizen.
2. Sonnenblumenkerne, Haferflocken, Honig, Zimt und Vanilleextrakt in einer Schüssel vermischen.
3. Die Mischung in eine mit Backpapier ausgelegte Form drücken und fest andrücken.
4. 10 Minuten backen, bis die Riegel goldbraun sind.
5. Abkühlen lassen und in Riegel schneiden.

Nährwerte (pro Portion): Kalorien: 190 | Fett: 8g | Kohlenhydrate: 26g | Protein: 4g | Zucker: 12g | Sodium: 5mg

103. Cranberry-Mandel-Riegel

Zubereitungszeit: 10 Minuten | **Kochzeit:** 10 Minuten | **Portionen:** 2

Schwierigkeiten: Mittel

Zutaten:

- 50g getrocknete Cranberries
- 50g Mandeln, gehackt
- 2 EL Ahornsirup
- 1 TL Vanilleextrakt

Zubereitung:

1. Backofen auf 180°C vorheizen.
2. Getrocknete Cranberries, gehackte Mandeln, Ahornsirup und Vanilleextrakt in einer Schüssel vermischen.
3. Die Mischung in eine mit Backpapier ausgelegte Form drücken und fest andrücken.
4. 10 Minuten backen, bis die Riegel goldbraun sind.
5. Abkühlen lassen und in Riegel schneiden.

Nährwerte (pro Portion): Kalorien: 200 | Fett: 8g | Kohlenhydrate: 30g | Protein: 4g | Zucker: 20g | Sodium: 3mg

104. Blaubeer-Hafer-Riegel

Zubereitungszeit: 10 Minuten | **Kochzeit:** 15 Minuten | **Portionen:** 2

Schwierigkeiten: Mittel

Zutaten:

- 100g Haferflocken
- 50g gefrorene Blaubeeren
- 2 EL Ahornsirup
- 1 TL Zimt
- 1 TL Vanilleextrakt

Zubereitung:

1. Backofen auf 180°C vorheizen.
2. Haferflocken, gefrorene Blaubeeren, Ahornsirup, Zimt und Vanilleextrakt in einer Schüssel vermischen.
3. Die Mischung in eine mit Backpapier ausgelegte Form drücken und fest andrücken.
4. 15 Minuten backen, bis die Riegel goldbraun sind.
5. Abkühlen lassen und in Riegel schneiden.

Nährwerte (pro Portion): Kalorien: 180 | Fett: 4g | Kohlenhydrate: 34g | Protein: 4g | Zucker: 12g | Sodium: 3mg

105. Walnuss-Apfel-Riegel

Zubereitungszeit: 10 Minuten | **Kochzeit:** 10 Minuten | **Portionen:** 2

Schwierigkeiten: Mittel

Zutaten:

- 50g Walnüsse
- 1 Apfel, gerieben
- 2 EL Ahornsirup
- 1 TL Zimt
- 1 TL Vanilleextrakt

Zubereitung:

1. Backofen auf 180°C vorheizen.
2. Walnüsse, geriebener Apfel, Ahornsirup, Zimt und Vanilleextrakt in einer Schüssel vermischen.
3. Die Mischung in eine mit Backpapier ausgelegte Form drücken und fest andrücken.
4. 10 Minuten backen, bis die Riegel goldbraun sind.
5. Abkühlen lassen und in Riegel schneiden.

Nährwerte (pro Portion): Kalorien: 190 | Fett: 10g | Kohlenhydrate: 28g | Protein: 3g | Zucker: 18g | Sodium: 3mg

106. Pekannuss-Dattel-Riegel

Zubereitungszeit: 10 Minuten | **Kochzeit:** 0 Minuten | **Portionen:** 2

Schwierigkeiten: Einfach

Zutaten:

- 50g Pekannüsse
- 50g Datteln, entsteint
- 1 TL Zimt
- 1 TL Vanilleextrakt

Zubereitung:

1. Pekannüsse und Datteln in einem Mixer grob hacken.
2. Zimt und Vanilleextrakt hinzufügen und weiter mixen, bis eine klebrige Masse entsteht.
3. Die Masse in eine mit Backpapier ausgelegte Form drücken und fest andrücken.
4. Mindestens 1 Stunde im Kühlschrank fest werden lassen.
5. In Riegel schneiden und servieren.

Nährwerte (pro Portion): Kalorien: 220 | Fett: 12g | Kohlenhydrate: 28g | Protein: 3g | Zucker: 20g | Sodium: 3mg

107. Macadamia-Kokos-Riegel

Zubereitungszeit: 10 Minuten | **Kochzeit:** 0 Minuten | **Portionen:** 2

Schwierigkeiten: Einfach

Zutaten:

- 50g Macadamianüsse
- 50g Kokosraspeln
- 2 EL Ahornsirup
- 1 TL Vanilleextrakt

Zubereitung:

1. Macadamianüsse und Kokosraspeln in einem Mixer grob hacken.
2. Ahornsirup und Vanilleextrakt hinzufügen und weiter mixen, bis eine klebrige Masse entsteht.
3. Die Masse in eine mit Backpapier ausgelegte Form drücken und fest andrücken.
4. Mindestens 1 Stunde im Kühlschrank fest werden lassen.
5. In Riegel schneiden und servieren.

Nährwerte (pro Portion): Kalorien: 250 | Fett: 18g | Kohlenhydrate: 24g | Protein: 3g | Zucker: 20g | Sodium: 3mg

108.Sesam-Honig-Riegel

Zubereitungszeit: 10 Minuten | **Kochzeit:** 10 Minuten | **Portionen:** 2

Schwierigkeiten: Mittel

Zutaten:

- 50g Sesam
- 50g Haferflocken
- 2 EL Honig
- 1 TL Zimt
- 1 TL Vanilleextrakt

Zubereitung:

1. Backofen auf 180°C vorheizen.
2. Sesam, Haferflocken, Honig, Zimt und Vanilleextrakt in einer Schüssel vermischen.
3. Die Mischung in eine mit Backpapier ausgelegte Form drücken und fest andrücken.

4. 10 Minuten backen, bis die Riegel goldbraun sind.

5. Abkühlen lassen und in Riegel schneiden.

Nährwerte (pro Portion): Kalorien: 190 | Fett: 8g | Kohlenhydrate: 26g | Protein: 4g | Zucker: 15g | Sodium: 5mg

109. Amaranth-Kokos-Riegel

Zubereitungszeit: 10 Minuten | **Kochzeit:** 0 Minuten | **Portionen:** 2

Schwierigkeiten: Einfach

Zutaten:

- 50g gepuffter Amaranth
- 50g Kokosraspeln
- 2 EL Ahornsirup
- 1 TL Vanilleextrakt

Zubereitung:

1. Gepuffter Amaranth und Kokosraspeln in einer Schüssel vermischen.
2. Ahornsirup und Vanilleextrakt hinzufügen und gut vermischen.
3. Die Masse in eine mit Backpapier ausgelegte Form drücken und fest andrücken.
4. Mindestens 1 Stunde im Kühlschrank fest werden lassen.
5. In Riegel schneiden und servieren.

Nährwerte (pro Portion): Kalorien: 180 | Fett: 8g | Kohlenhydrate: 24g | Protein: 3g | Zucker: 15g | Sodium: 3mg

110. Sonnenblumen-Kürbis-Riegel

Zubereitungszeit: 10 Minuten | **Kochzeit:** 10 Minuten | **Portionen:** 2

Schwierigkeiten: Mittel

Zutaten:

- 50g Sonnenblumenkerne
- 50g Kürbiskerne
- 2 EL Honig
- 1 TL Zimt
- 1 TL Vanilleextrakt

Zubereitung:

1. Backofen auf 180°C vorheizen.
2. Sonnenblumenkerne, Kürbiskerne, Honig, Zimt und Vanilleextrakt in einer Schüssel vermischen.
3. Die Mischung in eine mit Backpapier ausgelegte Form drücken und fest andrücken.
4. 10 Minuten backen, bis die Riegel goldbraun sind.
5. Abkühlen lassen und in Riegel schneiden.

Nährwerte (pro Portion): Kalorien: 200 | Fett: 10g | Kohlenhydrate: 24g | Protein: 5g | Zucker: 15g | Sodium: 5mg

Kapitel 7: 21-Tage-Meal-Plan und Einkaufsliste

21-Tage-Meal-Plan

Tag	Frühstück	Snack	Mittagessen	Abendessen	Dessert
1	Beeren-Bananen-Smoothie mit Chiasamen	Dattel-Nuss-Energy Balls	Quinoa-Spinat-Salat mit Avocado	Gebackener Lachs mit Zitronen-Dill-Sauce	Bananen-Schoko-Eis
2	Grüner Smoothie mit Spinat und Avocado	Erdbeer-Kokos-Smoothie	Linsensalat mit Rote Bete und Feta	Gedünsteter Kabeljau mit Gemüse	Avocado-Schoko-Mousse
3	Mango-Kurkuma-Smoothie	Nuss-Mandel-Riegel	Kichererbsen-Salat mit Gurke und Minze	Gebackener Kabeljau mit Tomaten und Oliven	Kokos-Chia-Pudding
4	Himbeer-Kokos-Smoothie	Quinoa-Erdnuss-Riegel	Brokkoli-Mandel-Salat	Lachs aus dem Ofen mit Spargel	Beeren-Quark-Dessert
5	Erdbeer-Basilikum-Smoothie	Chia-Samen-Riegel	Spinat-Erdbeer-Salat mit Walnüssen	Gedämpfter Heilbutt mit Kräutern	Apfel-Zimt-Crumble
6	Blaubeer-Ingwer-Smoothie	Cashew-Kokos-Riegel	Rucola-Salat mit Quinoa und Granatapfel	Gebackener Thunfisch mit Gemüse	Mango-Kokos-Eis

7	Pfirsich-Mandel-Smoothie	Erdnussbutter-Bananen-Riegel	Kichererbsen-Avocado-Salat	Gebackener Rotbarsch mit Zitronen-Kapern-Sauce	Himbeer-Kokos-Pudding
8	Apfel-Zimt-Smoothie	Pistazien-Dattel-Riegel	Tomaten-Basilikum-Salat mit Mozzarella	Gebackene Süßkartoffel mit Bohnen und Mais	Dattel-Nuss-Energy Balls
9	Ananas-Kurkuma-Smoothie	Cranberry-Mandel-Riegel	Gurken-Dill-Salat mit Joghurt-Dressing	Gebackener Forelle mit Mandeln	Erdbeer-Kokos-Smoothie
10	Rote-Bete-Smoothie mit Apfel und Ingwer	Walnuss-Apfel-Riegel	Rote-Bete-Salat mit Ziegenkäse und Walnüssen	Gebackener Schwertfisch mit Tomaten-Oliven-Salsa	Apfel-Walnuss-Dessert
11	Beeren-Bananen-Smoothie mit Chiasamen	Amaranth-Kokos-Riegel	Quinoa-Spinat-Salat mit Avocado	Gebackener Lachs mit Zitronen-Dill-Sauce	Bananen-Schoko-Eis
12	Grüner Smoothie mit Spinat und Avocado	Dattel-Kakao-Energie-Kugeln	Linsensalat mit Rote Bete und Feta	Gedünsteter Kabeljau mit Gemüse	Avocado-Schoko-Mousse
13	Mango-Kurkuma-Smoothie	Quinoa-Erdnuss-Riegel	Kichererbsen-Salat mit Gurke und Minze	Gebackener Kabeljau mit Tomaten und Oliven	Kokos-Chia-Pudding
14	Himbeer-Kokos-Smoothie	Chia-Samen-Riegel	Brokkoli-Mandel-Salat	Lachs aus dem Ofen mit Spargel	Beeren-Quark-Dessert

15	Erdbeer-Basilikum-Smoothie	Aprikosen-Nuss-Riegel	Spinat-Erdbeer-Salat mit Walnüssen	Gedämpfter Heilbutt mit Kräutern	Apfel-Zimt-Crumble
16	Blaubeer-Ingwer-Smoothie	Cashew-Kokos-Riegel	Rucola-Salat mit Quinoa und Granatapfel	Gebackener Thunfisch mit Gemüse	Mango-Kokos-Eis

17	Pfirsich-Mandel-Smoothie	Erdnussbutter-Bananen-Riegel	Kichererbsen-Avocado-Salat	Gebackener Rotbarsch mit Zitronen-Kapern-Sauce	Himbeer-Kokos-Pudding
18	Apfel-Zimt-Smoothie	Pistazien-Dattel-Riegel	Tomaten-Basilikum-Salat mit Mozzarella	Gebackene Süßkartoffel mit Bohnen und Mais	Dattel-Nuss-Energy Balls
19	Ananas-Kurkuma-Smoothie	Cranberry-Mandel-Riegel	Gurken-Dill-Salat mit Joghurt-Dressing	Gebackener Forelle mit Mandeln	Erdbeer-Kokos-Smoothie
20	Rote-Bete-Smoothie mit Apfel und Ingwer	Walnuss-Apfel-Riegel	Rote-Bete-Salat mit Ziegenkäse und Walnüssen	Gebackener Schwertfisch mit Tomaten-Oliven-Salsa	Apfel-Walnuss-Dessert
21	Beeren-Bananen-Smoothie mit Chiasamen	Amaranth-Kokos-Riegel	Quinoa-Spinat-Salat mit Avocado	Gebackener Lachs mit Zitronen-Dill-Sauce	Bananen-Schoko-Eis

Einkaufsliste

Obst und Gemüse

- Äpfel
- Bananen
- Birnen
- Blaubeeren (frisch oder gefroren)
- Erdbeeren (frisch oder gefroren)
- Himbeeren (frisch oder gefroren)
- Ananas
- Pfirsiche
- Mangos
- Kiwis
- Zitronen
- Orangen
- Rote Bete
- Ingwer
- Avocados
- Spinat (frisch oder gefroren)
- Rucola
- Brokkoli
- Blumenkohl
- Zucchini
- Karotten
- Gurken
- Tomaten
- Paprika
- Süßkartoffeln
- Kürbis
- Lauch
- Frühlingszwiebeln
- Frische Kräuter (Dill, Basilikum, Petersilie)
- Knoblauch
- Rote Zwiebeln
- Ziegenkäse
- Mozzarella
- Feta-Käse

Getreide und Hülsenfrüchte

- Haferflocken
- Quinoa
- Chiasamen
- Leinsamen
- Mandeln
- Walnüsse
- Cashewnüsse
- Pistazien
- Sonnenblumenkerne
- Kürbiskerne
- Erdnüsse
- Kichererbsen (Konserve oder getrocknet)
- Linsen (rote und grüne)
- Datteln (entsteint)
- Getrocknete Aprikosen
- Getrocknete Cranberries

Milchprodukte und Alternativen

- Kokosmilch
- Mandelmilch
- Griechischer Joghurt
- Magerquark

- Ziegenkäse
- Mozzarella
- Feta

Fisch und Fleisch

- Lachsfilets
- Kabeljaufilets
- Thunfischsteaks
- Heilbuttfilets
- Forellenfilets
- Rotbarschfilets
- Hähnchenbrustfilets
- Tofu

Back- und Kochzutaten

- Honig
- Ahornsirup
- Kokosöl
- Olivenöl
- Erdnussbutter

- Vanilleextrakt
- Kakaopulver (ungesüßt)
- Zimt
- Muskatnuss
- Kurkuma
- Ingwer (gemahlen)
- Salz
- Pfeffer
- Backpulver
- Dinkelmehl
- Mandelmehl
- Hafermehl

Getränke und Gewürze

- Zitronensaft
- Apfelsaft
- Orangensaft
- Kokoswasser
- Balsamico-Essig